胃肠间质瘤科普教育手册

主　　审　王国斌　陶凯雄
主　　编　张　鹏
编　　者（以姓氏笔画为序）
　　　　　刘炜圳　李承果　杨　明　张　鹏　林振宇
　　　　　周　红　蒋　祈　韩超群　曾祥宇　雷　萍

编者单位　华中科技大学同济医学院附属协和医院

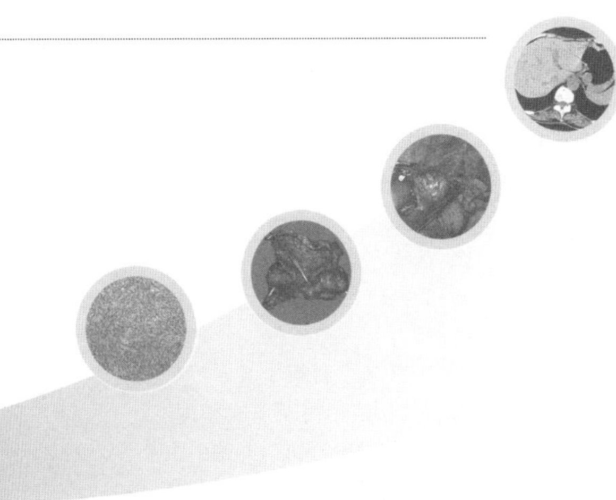

人民卫生出版社
·北　京·

图书在版编目（CIP）数据

胃肠间质瘤科普教育手册 / 张鹏主编 . —北京：人民卫生出版社，2023.9

ISBN 978-7-117-35226-0

Ⅰ. ①胃… Ⅱ. ①张… Ⅲ. ①胃肠病–间皮瘤–诊疗–手册 Ⅳ. ①R735-62

中国国家版本馆 CIP 数据核字（2023）第 174184 号

胃肠间质瘤科普教育手册

Wei-Chang Jianzhiliu Kepu Jiaoyu Shouce

主　　编：张　鹏
出版发行：人民卫生出版社（中继线 010-59780011）
地　　址：北京市朝阳区潘家园南里 19 号
邮　　编：100021
E - mail：pmph @ pmph.com
购书热线：010-59787592　010-59787584　010-65264830
印　　刷：廊坊一二〇六印刷厂
经　　销：新华书店
开　　本：889 × 1194　1/32　　印张：3
字　　数：75 千字
版　　次：2023 年 9 月第 1 版
印　　次：2023 年 10 月第 1 次印刷
标准书号：ISBN 978-7-117-35226-0
定　　价：39.00 元
打击盗版举报电话：010-59787491　E-mail：WQ @ pmph.com
质量问题联系电话：010-59787234　E-mail：zhiliang @ pmph.com
数字融合服务电话：4001118166　E-mail：zengzhi @ pmph.com

主编介绍

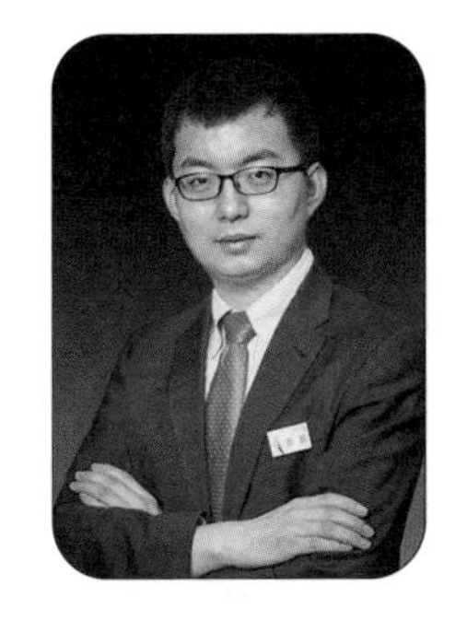

张鹏，医学博士，Mayo Clinic（妙佑医疗国际）博士后，华中科技大学同济医学院附属协和医院主任医师、副教授、硕士研究生导师。学术任职包括：中国医师协会外科医师分会胃肠间质瘤专家工作组委员、中国抗癌协会胃肠间质瘤专业委员会委员兼MDT学组副组长、中国临床肿瘤学会胃肠间质瘤专家委员会委员、中国研究型医院学会微创外科学专业委员会委员、湖北省医学会普通外科分会委员、湖北省抗癌协会胃肠间质瘤专业委员会常委。

自2009年起开始专注于胃肠间质瘤的诊疗工作，作为主要负责人参与创建了中南五省首个胃肠间质瘤专病门诊，主导了十余年华中科技大学同济医学院附属协和医院胃肠间质瘤病人信息化数据库建设及维护，先后管理超过2 000例胃肠间质瘤病人，具有丰富的规范化诊疗经验。主持胃肠间质瘤耐药相关国家自然科学基金1项及湖北省自然科学基金3项。近五年来以第一作者或通信作者身份发表论文40余篇，其中SCI论文20篇。作为主要执笔人执笔《胃肠间质瘤全程化管理中国专家共识（2020版）》和《胃肠间质瘤基因检测与临床应用的中国专家共识（2021版）》。担任《胃肠间质瘤精准诊疗与全程化管理》主编及《胃肠间质瘤典型病例诊治与解析》副主编。

序

胃肠间质瘤（gastrointestinal stromal tumor，GIST）是起源于胃肠道间叶组织的肿瘤。随着科学技术发展及深入研究揭示出 GIST 的发病机制与 *KIT/PDGFRA* 基因获得性突变相关，酪氨酸激酶抑制剂（tyrosine kinase inhibitor，TKI）伊马替尼在 GIST 治疗中的应用取得了很好的效果，成为靶向药物治疗实体肿瘤最成功的典范。

外科手术联合靶向药物治疗 GIST 是当前的标准治疗模式。外科手术方式从单一的开放手术逐步发展到腹腔镜手术、内镜手术及人工操作机器手臂辅助手术；靶向药物治疗也从单纯的术后辅助治疗发展为术前治疗-手术切除-术后辅助治疗的“三明治”模式；靶向药物也从一线药物发展到四线药物用于治疗晚期 GIST，并且还在不断探索新的靶向治疗药物。这一系列发展极大地提高了 GIST 病人生存率，也为其他肿瘤靶向治疗提供了参考。

华中科技大学同济医学院附属协和医院陶凯雄教授和张鹏教授团队于 2018 年编写出版了 GIST 相关科普书籍——《胃肠间质瘤精准诊疗与全程化管理》。此书广受国内 GIST 专家同道喜爱，并得到病人及家属一致好评。陶凯雄教授和张鹏教授团队全面推广 GIST 全程化管理理念，努力探索 GIST 热点问题，紧跟最新前沿进展，在既往书籍基础上查漏补缺、推陈出新、精益求精，编写了《胃肠间质瘤科普教育手册》一书，进一步为国内 GIST 科普领域添砖加瓦。全书以“一问一答”方式撰写，涵盖了 GIST 诊疗基础、临床实践及最新前沿内容，具有较强的针对性、概括性及实用性，可为 GIST 病人及从事 GIST 诊疗工作的专科医师提供参考。

在本书即将付梓之际，我荣幸受邀为之作序，并向陶凯雄教授和张鹏教授团队在 GIST 科普领域所做的工作以及本书的出版发行表示祝贺。

中国科学院院士

2023 年 8 月

前 言

胃肠间质瘤(GIST)是胃肠道最常见的间叶源性肿瘤。随着对GIST发病机制认识的深入及靶向药物的广泛应用,病人的生存期显著延长,使得GIST逐渐步入慢性病范畴。

编者所在团队于2018年8月编写出版了GIST相关科普书籍——《胃肠间质瘤精准诊疗与全程化管理》,书中详细阐述了大家所关心的GIST发病机制、诊治规范、分子基因诊断及临床研究等热点问题,为GIST病人、家属及从事GIST诊治的专业人员提供参考。近年来,GIST治疗从手术到药物治疗都有所发展。首先,作为GIST最主要的治疗手段,外科手术治疗更加微创化。其次,新上市的靶向治疗药物瑞派替尼、阿伐替尼使得晚期GIST病人治疗有了更多选择。最后,分子病理诊断的发展为野生型GIST精准分型及治疗提供了更加有力的依据。基于此,编者对外科手术、围手术期管理、靶向药物及基因检测等方面的最新理念及研究进展进行梳理并整理成册,编写了《胃肠间质瘤科普教育手册》一书,旨在促进国内GIST诊疗全程化、规范化,造福更多GIST病人。

本书编写过程中得到了众多同行及病人的帮助与支持。由于GIST诊治研究进展迅速,编者水平有限,编写过程难免存在纰漏,恳请广大读者批评指正!

张鹏

2023年8月

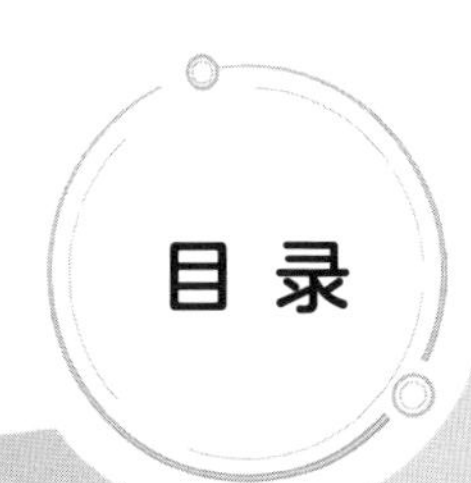

第一章 概 述

第二章 临床表现

第三章 辅助检查

第四章 外科手术

第五章 围手术期管理

第六章　病理诊断与基因检测

第七章　靶向药物治疗

第八章 靶向药物常见不良反应及处理

第九章 血药浓度监测

第十章 随访与健康指导

附 录

第一章
概 述

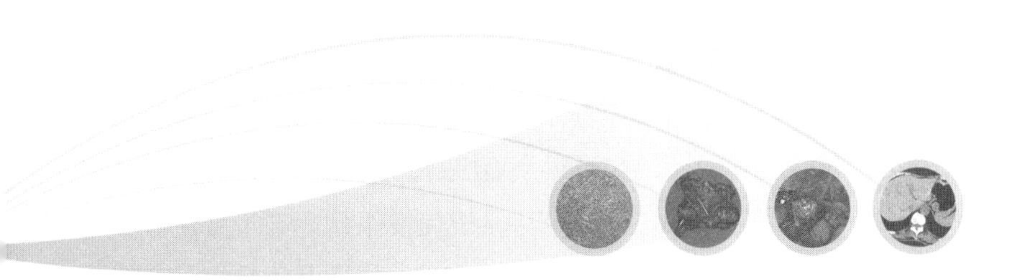

胃肠间质瘤(gastrointestinal stromal tumor,GIST)是一类起源于Cajal细胞的间叶源性肿瘤,通常发生在消化道,偶见于网膜、肠系膜等消化道以外的部位。GIST临床表现无特异性,以腹痛、腹部不适及消化道出血最为常见。既往因缺少诊断标志,多误诊为平滑肌源性或神经源性肿瘤。随着研究不断深入,*KIT*及*PDGFRA*基因功能获得性突变这一主要发病机制的阐明及酪氨酸激酶抑制剂(tyrosine kinase inhibitor,TKI)的运用,开启了GIST精准治疗时代,成为实体肿瘤靶向治疗的典范。

1. 什么是胃肠间质瘤?

GIST是一类起源于胃肠道间叶组织的实体肿瘤,是消化道最常见的间叶源性肿瘤。在过去,GIST常被误诊为平滑肌瘤、平滑肌肉瘤、神经鞘膜瘤等,直到1998年,日本学者Hirota等发现此类肿瘤很可能起源于Cajal细胞,并且与*KIT*基因功能性突变相关,人们才认识到此类肿瘤应属于一种独立的肿瘤。2003年,Heinrich等发现在缺少*KIT*基因突变的GIST病人中,*PDGFRA*基因的功能获得性突变是 GIST 发生的另一个重要原因。至此,对于 GIST 的诊治才进入相对标准化时代,GIST 也越来越被大家熟知。

2. 胃肠间质瘤发病率高吗?

GIST 曾经被认为是罕见肿瘤,现已清楚其为消化道最常见的间叶源性肿瘤。GIST 虽然只占胃肠道恶性肿瘤的 1%~3%,但却约占胃肠道间叶源性肿瘤的 80%,并且其发病率呈升高的趋势。有研究表明,平均每 100 万人中,每年会有 7~15 个人患 GIST,而我国每 100 万人中每年约有 4 人患 GIST。其中男性发病率高于女性,平均年龄为 55 岁,50 岁及以上人群的发病率为 50 岁以下人群的 2.63 倍。GIST 的发病率在不同国家、地区也存在差异,相关研究报道中国大陆 GIST 的发病率低于欧洲、北美和韩国。

3. 胃肠间质瘤是恶性的吗?与胃癌或肠癌有什么区别?

良性肿瘤是指无浸润和转移能力的肿瘤,如脂肪瘤、纤维瘤等,通常生长缓慢,不发生转移,对机体危害较小。恶性肿瘤大多生长快,且向周围组织脏器浸润和转移,手术切除后容易复发,如胃癌、肠癌、黑色素瘤等。

GIST 是从极低度恶性到高度恶性不等的一类肿瘤,判断其良性和恶性程度的指标主要包括肿瘤发病部位、肿瘤大小、核分裂象等。一般而言,肿瘤直径越大、核分裂象越高,肿瘤的恶性程度也就越高。原发可切除的 GIST 一般可分为极低危、低危、中危及高危四个复发风险。其中,极低危 GIST 基本不会复发,可认为近乎是良性肿瘤;而中高危的 GIST 即使在手术完整切除后也很容易复发转移,因此它们是恶性甚至是高度恶性肿瘤。

胃肠癌是指发生于胃肠道上皮黏膜层的恶性肿瘤,该肿瘤具有浸润性生长,容易复发转移以及预后差等特点;GIST 通常起源于固有肌层,该层肿瘤主要朝腔外生长,以外生型为主,内镜下可无明显异常。两者的主要区别有以下几点:①肿瘤细胞来源不同。GIST来源于间叶组织,胃肠癌来源于上皮组织。②肿瘤的侵袭性不同。GIST 的局部侵袭性不如胃癌或肠癌,很少转移到淋巴结。③分期标准不同。胃肠癌采用 TNM 分期来评估肿瘤分期及预后,而 GIST常采用专门的危险度分级来评估肿瘤的复发风险。④治疗方式不同。GIST 对常规的放疗和化疗不敏感,通常采用外科手术联合靶向药物的方式治疗。胃肠癌通常采用外科手术加常规放化疗的治疗方式。⑤预后不同。整体而言 GIST 的预后明显好于胃癌或肠癌。

4. 胃肠间质瘤的预后怎么样?

GIST 的预后与肿瘤发病部位、肿瘤大小、核分裂象、肿瘤术中是否完整切除、有无破裂以及基因突变具体类型等多种因素相关,与胃肠癌等消化道肿瘤相比,整体预后更好。对于可切除的 GIST,术后病理结果提示为极低风险的病人,术后则可认为达到了治愈,不会缩短自然寿命;而术后病理结果提示中危或高危的病人,服用靶向药物后也能获得满意疗效,研究报道表明 1 年、3 年和 5 年的总体生存率分别为 99%、97% 和 83%。此外,多中心前瞻性研究表明,对于复发转移 / 不可切除的晚期 GIST 病人,服用伊马替尼治疗的中位生存时间为 57 个月,9 年生存率也可达到 35.0%。

因此,对于 GIST 的病人来讲,不必过于担心,即使是发现时已经有了复发转移,也可以通过积极治疗,获得较为满意的疗效。

5. 胃肠间质瘤主要有哪些治疗方式?

与胃肠癌不同,GIST 对化疗、放疗均不敏感,主要治疗方式为外科手术治疗和靶向药物治疗。其中,手术治疗又可分为传统开放手术、腹腔镜手术、内镜手术以及达芬奇机器人辅助手术。当前靶向治疗药物主要包括伊马替尼、舒尼替尼、瑞戈非尼、瑞派替尼和阿伐替尼等。此外,新的分子靶向药物也在积极探索中。

手术治疗是 GIST 根治的唯一手段。对于局部可切除、潜在可切除或局部进展期经术前治疗后 GIST,首选手术治疗,根据肿瘤发病部位、危险度分级、有无破裂及基因分型等来决定是否需要后续辅助治疗。对于复发转移 / 不可切除的晚期 GIST,靶向治疗是其首选治疗,在靶向药物治疗后控制总体满意的情况下可酌情考虑减瘤手术。

前沿进展

程序性死亡受体 1(programmed death-1,PD-1)及其配体程序性死亡受体配体 1(programmed death-ligand 1,PD-L1)、细胞毒性 T 淋巴细胞相关抗原 4(cytotoxic T lymphocyte-associated antigen-4,CTLA-4)是免疫治疗的热门靶点。近年来,免疫治疗已经在多种实体瘤中显示出临床获益,而免疫治疗在 GIST 中的疗效尚未明确。

PD-L1 表达和 $CD8^+$ T 细胞水平已经被证实是 GIST 无复发生存的独立预测因子。一项研究通过对 545 例原发 GIST 的免疫组化分析发现,PD-L1 高表达率为 48.5%,且上皮样和混合细胞型肿瘤中 PD-L1 的表达较梭形细胞型肿瘤高。此外,肿瘤浸润 $CD8^+$ T 细胞不仅与 GIST 的大小和核分裂象呈负相关,还与 GIST 病人的无进展生存期(progression free survival,PFS)呈正相关。一项多中心的二期临床试验总共纳入了 50 例晚期肉瘤病人,包含 10 例晚期 GIST 病人,联合使用环磷酰胺化疗和 PD-1 抑制剂,GIST 病人中只有 1 例在 6 个月时未发生进展。另一项一期临床试验纳入了 10 例晚期 GIST 病人,发现使用伊匹单抗联合伊马替尼治疗后,仅有 1 例野生型病人肿瘤缩小。

上述两项研究显示，免疫治疗在 GIST 中的疗效不太理想。此外，在 GIST 动物模型中，浸润性 T 细胞高表达 PD-1，PD-1 或 PD-L1 抑制剂单独使用时抗肿瘤作用欠佳，但可以增强伊马替尼的疗效。

当前相关基础研究已证实免疫治疗应用于 GIST 中的可行性，但临床研究疗效并不令人满意。因此，如何筛选出免疫治疗的获益人群、协调免疫治疗和 TKI 治疗的关系是下一步需要探索的关键问题。

（林振宇）

参考文献

[1] 王思凯. 中国城镇人口胃肠道间质瘤发病率的一项全国性研究[J]. 中华医学杂志，2022，102(07)：467.

[2] 侯英勇，朱雄增. 判断胃肠道间质瘤良恶性的方法[J]. 临床与实验病理学杂志，2013，29(12)：1275-1278.

[3] 中国医师协会外科医师分会胃肠道间质瘤诊疗专业委员会. 酪氨酸激酶抑制剂治疗胃肠间质瘤不良反应及处理中国专家共识(2022 版)[J]. 中华消化外科杂志，2022，21(8)：997-1013.

[4] 中国临床肿瘤学会胃肠间质瘤专家委员会，中国抗癌协会胃肠间质瘤专业委员会，中国医师协会外科医师分会胃肠道间质瘤诊疗专业委员会. 小胃肠间质瘤诊疗中国专家共识(2020 年版)[J]. 临床肿瘤学杂志，2020，25(4)：349-355.

[5] 张鹏，曾祥宇，陶凯雄. 2021V1 美国国家综合癌症网络胃肠间质瘤诊疗指南更新解读[J]. 临床外科杂志，2022，30(1)：13-16.

[6] XU L，MA Y，WANG S，et al. Incidence of gastrointestinal stromal tumor in Chinese urban population：A national population-based study [J].

Cancer Med, 2021, 10(2): 737-744.

[7] GHEORGHE G, BACALBASA N, CEOBANU G, et al. Gastrointestinal Stromal Tumors-A Mini Review [J]. J Pers Med, 2021, 11(8): 694.

[8] AL-SHARE B, ALLOGHBI A, AL HALLAK M N, et al. Gastrointestinal stromal tumor: a review of current and emerging therapies [J]. Cancer Metastasis Rev, 2021, 40(2): 625-641.

[9] SUN X, SHU P, FANG Y, et al. Clinical and prognostic significance of tumor-infiltrating CD8^{+} T cells and PD-L1 expression in primary gastrointestinal stromal tumors [J]. Front Oncol, 2021, 11: 789915.

[10] TAN Y, TRENT J C, WILKY B A, et al. Current status of immunotherapy for gastrointestinal stromal tumor [J]. Cancer Gene Ther, 2017, 24(3): 130-133.

[11] TOULMONDE M, PENEL N, ADAM J, et al. Use of PD-1 targeting, macrophage infiltration, and IDO pathway activation in sarcomas: a phase 2 clinical trial [J]. JAMA Oncol, 2018, 4(1): 93-97.

[12] REILLEY M J, BAILEY A, SUBBIAH V, et al. Phase I clinical trial of combination imatinib and ipilimumab in patients with advanced malignancies [J]. J Immunother Cancer, 2017, 5: 35.

[13] SEIFERT A M, ZENG S, ZHANG J Q, et al. PD-1/PD-L1 blockade enhances T-cell activity and antitumor efficacy of Imatinib in gastrointestinal stromal tumors [J]. Clin Cancer Res, 2017, 23(2): 454-465.

第二章

临床表现

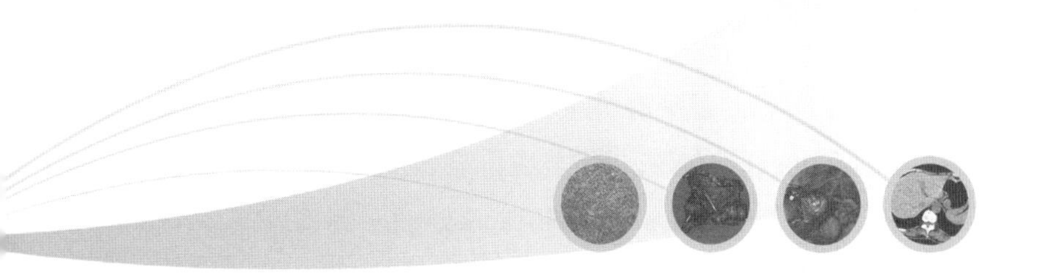

GIST 的症状与肿瘤发生的部位、大小和生长方式有关。瘤体小时通常无明显症状，常在体格检查、胃镜检查或行其他手术时被发现；瘤体大时可出现症状，但通常是非特异性的，如腹部不适或类似溃疡病的消化道症状，且常可扪及肿块。

1. 胃肠间质瘤有哪些临床表现？

GIST 的临床表现取决于肿瘤大小、发病部位及肿瘤生长方式，通常无特异性。当肿瘤较小时，尤其是<2cm 的肿瘤，可能没有任何症状，仅在体格检查、影像学检查或其他腹部手术时偶然发现。随着肿瘤的增大可表现为一些非特异性症状，其中以上腹不适和腹痛最为常见，还可出现呕血、腹胀或黑便等症状。发生在胃贲门部的 GIST 可出现吞咽不适、吞咽困难等。肿瘤较大时，腹部可触及肿块，肿瘤堵塞胃肠道还会引起进食后呕吐、腹胀等梗阻症状。部分病人因溃疡穿孔而就诊，溃疡穿孔可增加肿瘤腹腔播散和局部复发的风险。有的病人以远处转移出现相应不适的症状就诊，如肝区不适等而发现 GIST 肝转移；少数病人可因发热、体重下降、晕厥或肿瘤破

裂导致的大出血入院而确诊 GIST。

2. 体检发现胃肠道隆起性包块，一定是胃肠间质瘤吗？

体检发现胃肠道隆起性包块，往往提示该包块来源于黏膜下层，大多数情况下为 GIST，镜下呈球形或半球形，边界清楚，病变固定，触之质硬，一般小的病变表面光滑，大的病变表面可出现溃疡、出血。但少数情况下，一些胃平滑肌瘤、胃异位胰腺、胃血管球瘤等胃镜下表现也可能为隆起性包块，仅靠普通胃镜无法辨别。

超声内镜检查（endoscopic ultrasonography，EUS）目前已成为鉴别胃黏膜下隆起性病变的首选检查。典型的 GIST 在 EUS 下表现为起源于固有肌层的均匀低回声病灶，边界清楚；当 GIST 恶性程度较高时，病灶中央可出现坏死液性暗区，内部回声混杂不均匀、钙化，边界不清。但 GIST 的最终确诊需病理切片及免疫组织化学检测结果，通常需检测 CD117、DOG-1、CD34、α-SMA、S-100 等指标；对免疫组织化学检测结果不能确诊为 GIST 者，还应当加行基因检测。基因检测位点应至少包括 *KIT* 基因第 9、11、13、17 号外显子及 *PDGFRA* 基因第 12、18 号外显子。

因此，对于体检发现胃肠道隆起性包块，不一定就是 GIST，需进一步检查以明确病变性质。

3. 如何早期发现胃肠间质瘤？

GIST 早期症状隐匿，不易发现，对于年龄大于 40 岁且未行胃肠镜检查的病人，一旦出现便血、腹部发现包块、经常出现不明原因的腹痛和难以用其他原因解释的消瘦时，应及时到医院就诊，完善胃肠镜及腹部 CT 等相关检查；对于有 GIST 家族遗传病史或经检查已经怀疑有黏膜下病变的病人，建议每年定期复查胃肠镜随访，以便早期发现 GIST，及时进行干预治疗。

前沿进展

消化道出血是 GIST 常见的临床表现之一，可表现为黑便、呕血及便血。华中科技大学同济医学院附属协和医院陶凯雄教授团队进行的一项回顾性研究显示 31.6% GIST 病人首发症状为消化道出血，其中以黑便症状为主。GIST 发生部位主要为胃，而对于消化道出血为首发症状的 GIST 发生部位主要为小肠，约占 47.8%。GIST 最初受黏膜、浆膜、固有肌层等正常组织包绕，随着肿瘤的增长正常组织受压，当肿瘤生长到一定程度可以发生坏死或自发性破裂。当前指南认为肿瘤破裂是 GIST 完整切除后复发转移的独立危险因素，而该研究显示以消化道出血为首发症状的 GIST 病人无复发生存率显著高于非消化道出血 GIST，且多因素分析提示消化道出血是 GIST 完整切除术后复发的保护性因素，消化道出血 GIST 病人复发风险更低（HR=0.457，P=0.009）。因此，GIST 引起的消化道腔内出血并不等同于肿瘤破裂。

GIST 临床症状多样，临床表现及影像学缺乏特异性，临床中易误诊为其他肿瘤。胃 GIST 易被误诊为平滑肌瘤、神经鞘瘤、异位胰腺、血管球瘤等。上海交通大学医学院附属仁济医院曹晖教授团队通过梳理误诊为胃 GIST 的 60 例病例，发现其中 40 例为其他黏膜下肿瘤，20 例为腔外占位性病变压迫。GIST 诊断为妇科肿瘤病例也并不少见。陶凯雄教授团队对误诊为妇科肿瘤的 38 例 GIST 病人进行分析，发现误诊为妇科肿瘤的 GIST 多起源于空回肠，具有高度复发风险。相比于其他女性高危 GIST，误诊为妇科包块的高危 GIST 预后更差。因此，更长时间的伊马替尼辅助治疗可能会进一步改善该亚型 GIST 病人的预后。

（李承果）

参考文献

[1] 常勇生，王进．小肠间质瘤的临床特点及误诊因素[J]. 世界华人消化杂志，2016，24(32):4409-4414.
[2] 中华医学会消化内镜学分会消化内镜隧道技术协作组，中国医师协会内镜医师分会，北京医学会消化内镜学分会．中国胃肠间质瘤内镜下诊治专家共识(2020，北京)[J]. 中华消化内镜杂志，2021，38(7):505-514.
[3]《胃肠间质瘤病理诊断临床实践指南(2022版)》编写专家委员会．胃肠间质瘤病理诊断临床实践指南(2022版)[J]. 中华病理学杂志，2022，51(10):959-969.
[4] 中国临床肿瘤学会胃肠间质瘤专家委员会，中国抗癌协会胃肠间质瘤专业委员会，中国医师协会外科医师分会胃肠道间质瘤诊疗专业委员会．胃肠间质瘤基因检测与临床应用的中国专家共识(2021版)[J]. 临床肿瘤学杂志，2021，26(10):920-927.
[5] AKAHOSHI K，OYA M，KOGA T，et al. Current clinical management of gastrointestinal stromal tumor [J].World J Gastroenterol，2018(26):2806-2817.
[6] YU X，LIANG X X，WEN K. Clinical characteristics and prognosis of gastrointestinal stromal tumors with rare site metastasis (Review) [J]. Oncol Lett，2022(6):453.
[7] YIN Z，GAO J，LIU W，et al. Clinicopathological and Prognostic Analysis of Primary Gastrointestinal Stromal Tumor Presenting with Gastrointestinal Bleeding：a 10-Year Retrospective Study [J]. J Gastrointest Surg，2017，21(5):792-800.
[8] 曹晖，汪明．智者见于未萌——论胃肠间质瘤诊断和治疗决策中应努力规避的陷阱和困境[J]. 中华胃肠外科杂志，2020，23(9):823-834.
[9] TAO K，ZENG X，LIU W，et al. Primary Gastrointestinal Stromal Tumor Mimicking as Gynecologic Mass：Characteristics，Management，and Prognosis [J]. J Surg Res，2020，246:584-590.

第三章

辅助检查

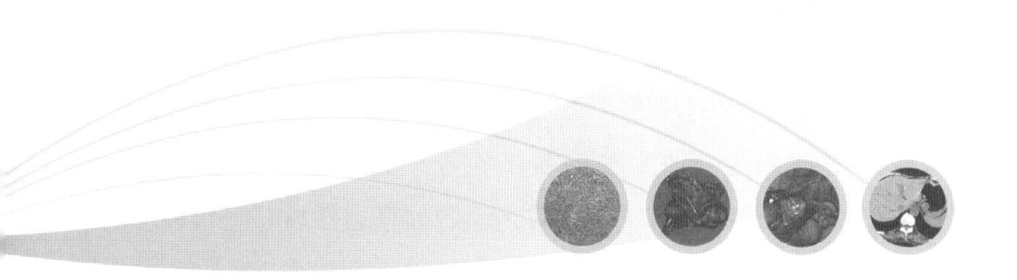

GIST 早期起病隐匿，中高危 GIST 严重威胁病人预后，早期诊断与治疗至关重要，因此应重视相关辅助检查的重要性。鉴别诊断的手段主要包括病理学检查、影像学检查及血液学检查。迄今为止，确诊 GIST 的“金标准”是组织病理学及免疫组织化学染色检查；非组织学检查并不能确诊 GIST，但辅助检查有利于对肿瘤发病部位、大小及其与周围脏器的毗邻关系等进行初步判断，从而为原发可切除和潜在可切除 GIST 的后期手术及复发转移 / 不可切除晚期 GIST 的靶向药物治疗做好充分准备与评估。

GIST 病人常用的辅助检查包括普通内镜、超声内镜、计算机体层摄影（computed tomography，CT）、磁共振成像（magnetic resonance imaging，MRI）等。内镜检查是目前发现、诊断和评估 GIST 最方便常用的方法，对于鉴别上皮源性肿瘤及黏膜下层肿瘤有重要意义。CT 是 GIST 首选的影像检查方法，而对直肠 GIST 及肝脏转移灶的显影，MRI 则具有独特的优势。其余辅助检查方法还包括超声检查、X 线钡餐造影检查、正电子发射体层成像（positron emission tomography，PET）/CT 等，可作为重要补充。液体活检技术在 GIST 中的应用尚处于起步阶段,对于 GIST 早期诊断、靶向药物耐药性评估及复发筛查等有积极意义,具有广泛的应用前景。

1. 胃肠间质瘤病人常用检查有哪些?应如何选择?

GIST 病人常用检查主要包括:①超声检查;②CT 扫描(平扫+增强);③普通内镜;④超声内镜;⑤MRI 扫描(平扫+增强);⑥X 线钡餐造影检查;⑦PET/CT。

超声检查作为一种无创、便捷的检查方法,可显示肿块的大小和血供情况,尤其是超声造影检查对判断肿瘤良恶性有一定价值,但超声检查易受肠道气体干扰,且受操作者经验影响较大,临床应用价值相对有限。

CT 是 GIST 病人首选影像学检查方法。胃肠道准备良好时,CT 增强扫描可以发现直径约 0.5~1cm 的 GIST,明确病灶数目、位置、形态、大小、密度、强化水平、淋巴结及远处转移的信息;通过三维重建成像,可提高 GIST 起源及分型判定的准确性,客观反映病变与邻近组织脏器的毗邻关系。CT 血管成像(computed tomography angiography, CTA)能清晰地显示血管走向及肿瘤的血供情况,为肿瘤起源脏器的鉴别及手术方案选择提供帮助。

普通内镜:内镜检查是目前发现、诊断和评估 GIST 最方便常用的方法。GIST 在消化道壁起源于固有肌层或黏膜肌层,可向腔内、腔外、壁内或混合性生长,镜下一般表现为球形或半球形的黏膜下隆起肿物,边界清楚,病变固定,触之质硬,一般小的病变表面光滑,大的病变表面可出现溃疡、出血,以上特点能与上皮源性肿瘤相鉴别。但普通内镜无法清楚显示黏膜下肿物的性质及起源层次,还需要其他检查进一步明确诊断。

超声内镜是 GIST 最主要检查方式之一,同时具有普通内镜的直视性和超声的穿透性优势,能够显示肿物的大小、外形、边界、生长方式和起源于胃壁的层次,并可观察周围淋巴结有无转移,为制定有效治疗方案重要参考。

MRI 对 GIST 诊断具有一些独特的优势,如:①软组织对辨率高,通过多种序列成像,可以提供更多的鉴别诊断信息;②MRI 肝脏特异性对比剂——钆塞酸二钠增强成像有助于更早发现肝脏转移灶;③MRI 对直肠层次显影较 CT 更为清晰,是直肠 GIST 的首选检查方法;④MRI 检查中无放射性损害,适用于青少年、孕妇、碘剂过敏者等特殊人群及需要长期密切随访复查的病人。但 MRI 单次检查耗时较长且费用相对较高,这在一定程度上影响了其临床应用。

平片及 X 线钡餐造影:由于腹部脏器缺乏对比,腹部平片对 GIST 诊断作用不大,但胸部平片一般作为术前心胸部常规检查方法。X 线钡餐造影检查对腔内生长的 GIST 有一定诊断作用,但对体积较小、腔外生长的 GIST 作用有限。

PET/CT:将功能代谢显像与解剖结构显像有机结合显示病变,一次显像可获得全身各方位的断层图像,在判断 GIST 复发转移上有其独特优势,并可早于形态学改变之前,通过检测肿瘤内部代谢改变而早期预测靶向药物治疗疗效,尤其适用于靶向药物治疗初期需要明确治疗反应的病人,但由于其价格昂贵,临床应用相对受限。

2. 普通内镜和超声内镜在诊断胃肠间质瘤中有何不同?

如前所述,胃肠道腔壁由内向外可分为黏膜层、黏膜下层、固有肌层与浆膜层四层。GIST 多起源于胃固有肌层,少数起源于黏膜肌层。普通内镜相当于直接将眼睛伸入胃肠腔中观察,因此仅能观察到胃肠腔内面即黏膜层,协助判断肿瘤形态以及鉴别上皮源性肿瘤与黏膜下肿瘤,无法清楚显示黏膜下肿物的性质及起源层次。而普通内镜下活检也仅适用于黏膜受累的病变,常难以准确得到黏膜下肿瘤组织以明确病理诊断,且可能导致肿瘤出血。而超声内镜相当于一双“透视眼”,对于胃肠腔内面的观察受限,但可观察肿瘤所处胃肠道腔壁层次及预后相关不良征象,如边界不规整、溃疡、强回声及异质性等。相关研究显示超声内镜诊断 GIST 的特异度为 80.0%,灵敏度为 94.0%,准确性为 90.8%。对术前检查考虑复发转移、原发不可切除或特殊部位需术前治疗的 GIST 病人还可在超声内镜引导下进行组织活检,明确肿瘤性质及基因分型,进而指导靶向药物治疗。总之,普通内镜与超声内镜在 GIST 诊治中作用各有优劣,联合应用方能使病人达到最大获益。

3. 影像学检查对胃肠间质瘤治疗后评价有哪些作用?

对于接受术前治疗的 GIST 病人,影像学检查能反映治疗疗效,提供肿瘤大小及强化程度变化,有无坏死及新发病变等信息,对指导临床用药以及临床医师确定手术时机有重要意义。对于完整切除 GIST 术后病人,特别是中高危险度病人,应定期进行影像学检查以判断病变有无复发转移。对于采用靶向药物治疗的复发转移/不可切除晚期 GIST 病人,影像学检查能反映肿瘤变化情况,协助医师在药物疗效理想时把握住稍纵即逝的手术机会,延长病人预后;也可发现肿瘤耐药或进一步进展,及时调整药物剂量或更换治疗药物。

4. CT、MRI 及内镜检查前需做哪些准备工作?

GIST 病人在接受 CT 及 MRI 检查前胃肠道准备十分必要。胃肠道准备主要包括两个方面,第一个准备是禁食,由于胃肠道是空腔脏器,内含有大量食糜及肠内容物,未经禁食病人会因为胃肠内容物掩盖病变,造成漏诊;第二个准备是饮水充盈胃肠道,充盈不佳的胃肠道容易造成管壁增厚假象,导致误诊或漏诊。不同部位胃肠间质瘤准备工作如下。

(1) 食管 GIST:疑诊食管 GIST 时,病人最好空腹,若基本可以确定病变位于食管中上段时，也可以随到随做。

(2) 胃 GIST：检查前 6~8 小时禁食，若疑胃内容物潴留可延长空腹时间，病情允许时可用药物加速胃排空，必要时还可插入鼻胃管抽吸胃内容物。饮水 500~800ml 充盈胃腔，可选择于检查前 10 分钟肌内注射山莨菪碱 10~20mg 抑制胃肠道蠕动。

(3) 小肠 GIST：检查前 2 天开始少渣(少纤维素)饮食，检查前 6~8 小时禁食，一般无须清洁肠道。检查前 2 小时在检查室工作人员指导下，分次服用等渗甘露醇溶液 1 500~2 000ml，可选择于检查前 10 分钟肌内注射山莨菪碱 10~20mg。

(4) 结肠 GIST：推荐检查前 3 天开始少渣饮食，检查前一晚口服缓泻剂排空结肠，若粪渣较多可在检查前清洁灌肠，检查前由检查室工作人员经肛门插管并向结肠内充盈适量空气后进行检查。

(5) 直肠 GIST：准备同结肠 GIST，但通常无须经肛门插管注入气体。

(6) 胃肠道外 GIST：为明确病变与胃肠道关系，对这类病人也推荐进行肠道准备，准备方法如前述。

5. CT/MRI 增强扫描检查的优势是什么？不良反应、适应证及禁忌证分别有哪些？

增强扫描是指在 CT 及 MRI 扫描时，向血管内注入对比剂，因胃肠道壁和 GIST 病灶间血供程度不同而产生强化差异，增加病变与胃肠道间密度或磁共振信号差异(对比)的技术。增强扫描有助于发现病灶，提高病灶与周围组织的分辨率，提供更多鉴别诊断信息，帮助分期分型。

不良反应多发生于应用含碘对比剂的 CT 增强扫描，主要表现包括恶心、呕吐、荨麻疹、低血压、血管迷走神经反应和轻度的支气管痉挛等。严重不良反应发生率很低，主要包括重度支气管痉挛、喉(气管)水肿、癫痫发作和过敏性休克等。此外,碘对比剂还可能引起对比剂肾病,常见于肾功能不全病人。根据发生时间的快慢,分为急性不良反应(注射后1小时以内)、迟发不良反应(注射后1小时到1周之间)和晚发不良反应(注射1周以后)。离子型和非离子型碘对比剂发生不良反应多数为急性不良反应,后续也可能会出现一些迟发反应,如血管性水肿、荨麻疹、丘疹和红斑等。磁共振对比剂的不良反应发生率显著低于CT碘对比剂,目前除了肾功能不全、慢性肾病等肾疾病病人可能导致肾源性系统纤维化不推荐应用外,磁共振含钆对比剂被认为是安全的。

禁忌证:除妊娠病人外,CT检查无绝对禁忌证,而有相对禁忌证及高危因素的病人,需在医师的指导下完成增强检查。

CT增强扫描相对禁忌证:①碘对比剂过敏;②严重肝肾功能损害;③重症甲状腺疾患。CT增强扫描高危因素:①肾功能不全;②糖尿病、多发性骨髓瘤、缺水状态、重度脑动脉硬化及脑血管痉挛、急性胰腺炎、急性血栓性静脉炎;③哮喘、荨麻疹、湿疹及其他药物过敏性病人;④心脏病变,如充血性心衰、心律失常等。

MRI相对禁忌证:①体内金属异物(假牙、避孕环、金属植入物)位于扫描范围者慎重扫描,以防金属产热使病人受伤,金属物亦可产生伪影造成误诊;②昏迷、精神异常、易发癫痫或心脏停搏者、幽闭症病人、极度不配合者应慎重;③孕妇须经医师同意。

6. 循环肿瘤细胞学检查(液体活检)在胃肠间质瘤中有何价值?

液体活检是寻找外周血中肿瘤DNA或肿瘤细胞等,并用于早期诊断肿瘤和治疗效果评估等的一项新兴技术。近年来,液体活检逐步发展完善,被证实在多种恶性肿瘤中能够实现早期诊断肿瘤、化疗效果动态评估及监测术后复发等。相对于传统的肿瘤检测方法,液体活检具有采样简单方便、费用低和创伤小等多种优势。目前液体活检主要包括检测外周血循环肿瘤DNA（circulating tumor deoxyribonucleic acid，ctDNA）、循环肿瘤细胞和胞外囊泡等。

目前ctDNA被认为来自肿瘤细胞的凋亡、坏死、免疫细胞吞噬释放等。小样本研究显示65%~70%的GIST病人可检测出含*KIT/PDGFRA*突变的ctDNA。对于野生型GIST，ctDNA的应用价值则尚不明确。ctDNA还可用于发现GIST病人基因耐药性突变。GIST病人ctDNA含量与美国国立卫生研究院（National Institutes of Health，NIH）危险度评级呈正相关而与靶向药物治疗疗效呈负相关。检测ctDNA对于GIST早期诊断及药物耐药性检测等方面具有积极意义。

循环肿瘤细胞同样来自肿瘤组织，其来源机制为原位肿瘤细胞通过上皮间质转化，侵入血液循环，形成循环肿瘤细胞。循环肿瘤细胞检测主要工具包括肿瘤细胞表面特异性标志，如ANO1（DOG-1）、CSV、CD14等。外周血ANO1表达量与肿瘤危险度及病人预后显著相关，并且在手术切除或服用伊马替尼治疗后肿瘤缓解或稳定GIST病人显著下降，而肿瘤进展病人则无明显变化。此外也有研究通过膜过滤分离肿瘤细胞技术筛选GIST循环肿瘤细胞。不同于ctDNA，通过循环肿瘤细胞可获取肿瘤细胞完整的DNA、RNA、蛋白质等信息，可行单细胞测序、免疫杂交等检测。

胞外囊泡为细胞分泌到细胞外的膜性囊泡，广泛存在于血液、唾液、尿液等人体体液。正常和病理状态细胞均会分泌胞外囊泡。胞外囊泡可分为外泌体和核外颗粒体等。GIST转移病人血浆中相应外泌体多于未转移病人，经伊马替尼治疗后，GIST细胞分泌的外泌体中KIT蛋白含量显著减少。

值得注意的是，目前液体活检应用于临床仍存在以下不足和挑战。① ctDNA、循环肿瘤细胞和外泌体等在外周血含量相对较低，对于肿瘤早期病人检测更为困难；②液体活检的材料，尤其是ctDNA，结构不稳定、易降解，也为检测增加了难度；③ *KIT/PDGFRA* 基因突变的异质性也影响液体活检的灵敏度；④尚无研究提示液体活检对于野生型 GIST 具有诊疗意义。

前沿进展

当前 GIST 病人疾病进展监测仍主要局限于影像学检查，但影像学成像技术在灵敏度和特异度方面存在一定局限性，迫切需要新的生物标志物来识别有复发风险的病人。Jilg 等开展了一项多中心前瞻性研究探究活动性 GIST 病人（至少存在一个可通过影像学检查测量的病灶）ctDNA 中是否可检测到 *KIT/PDGFRA* 突变及其与疾病活动性的关系。研究同时采用等位基因介导连接 PCR（L-PCR）技术及液滴数字 PCR（dPCR）技术检测 25 例活动性 GIST 病人外周血血浆中的突变 ctDNA。结果显示 16 例（64%）使用 L-PCR 及 20 例（80%）使用 dPCR 的病人可检测到 ctDNA 中含有 *KIT/PDGFRA* 突变。dPCR 技术检测的 ctDNA 片段数量与基因突变频率、肿瘤大小及对辅助治疗的反应状态密切相关。此外，dPCR 检测 GIST 是否进展的特异度为 79.2%，灵敏度为 55.2%；鉴别肿瘤处于完全缓解或活动性状态的特异度为 96%，灵敏度为 44.7%。在后续 2 年利用 ctDNA 监测 GIST 进展中，4 例病人检测到新发基因突变，2 例病人检测到继发性耐药突变。这提示 ctDNA 可以反映 GIST 病人疾病的活动性，液体活检在监测 GIST 进展方面有良好前景。

此外，Serrano 等研究则是联合 dPCR 及靶向错误校正测序技术检测 ctDNA 监测接受二线及以上药物治疗 GIST 病人的疾病进展。结果显示在 14 例病人中，二者联合可检测到 92% 病人血浆中基因突变，靶向错误校正测序在任何时间点检测到的原发性和继发性突变分别为 89% 和 78%，dPCR 可在 92% 病例中检测到 *KIT* 继发性突变。当病人对治疗有反应时，ctDNA 片段检测呈阴性，当肿瘤出现耐药或复发时检测到的 ctDNA 片段数量增加。随后他们进一步对 18 例局限性、转移性或伊马替尼耐药的 GIST 病人血浆进行二代测序或 dPCR 检测，并与肿瘤组织样本二代测序结果进行比较，结果显示血浆二代测序及 dPCR 检测 ctDNA 的灵敏度分别为 28.6% 和 42.9%，二者检测到的基因突变频率具有高度一致性。在局限性 GIST 中未检测到 ctDNA，而在高肿瘤负荷、高转移性和伊马替尼耐药病变中则可检测到较高的 ctDNA 水平。

尽管液体活检在监测 GIST 进展方面取得了初步成功，但当前均为小样本研究数据，检测条件受到诸多限制，检测的灵敏度及特异度也有待提高，在临床工作中不应盲目扩大应用。

（雷 萍 韩超群）

参考文献

[1] 中国抗癌协会肿瘤影像专业委员会．恶性肿瘤患者 CT 增强扫描对比剂安全管理专家共识(2022)[J]．中华放射学杂志，2022，56(9)：941-949.

[2] KIM G H，KIM K B，LEE S H，et al. Digital image analysis of endoscopic ultrasonography is helpful in diagnosing gastric mesenchymal tumors[J]. BMC Gastroenterol，2014，14：7-14.

[3] PALAZZO L，LANDI B，CELLIER C，et al. Endosonographic features predictive of benign and malignant gastrointestinal stromal cell tumours[J]. Gut，2000，46(1)：88-92.

[4] MAIER J，LANGE T，KERLE I，et al. Detection of mutant free circulating

tumor DNA in the plasma of patients with gastrointestinal stromal tumor harboring activating mutations of CKIT or PDGFRA[J]. Clin Cancer Res,2013,19(17):4854-4867.

[5] KANG G,SOHN B S,PYO J S,et al. Detecting primary KIT mutations in presurgical plasma of patients with gastrointestinal stromal tumor[J]. Mol Diagn Ther,2016,20(4):347-351.

[6] JILG S,RASSNER M,MAIER J,et al. Circulating cKIT and PDGFRA DNA indicates disease activity in gastrointestinal stromal tumor (GIST)[J]. Int J Cancer,2019,145(8):2292-2303.

[7] LI H,MENG Q H,NOH H,et al. Cell-surface vimentin-positive macrophage-like circulating tumor cells as a novel biomarker of metastatic gastrointestinal stromal tumors[J]. Oncoimmunology,2018,7(5): e1420450.

[8] ATAY S,WILKEY D W,MILHEM M,et al. Insights into the Proteome of Gastrointestinal Stromal Tumors-Derived Exosomes Reveals New Potential Diagnostic Biomarkers[J]. Mol Cell Proteomics,2018,17(3):495-515.

第四章

外科手术

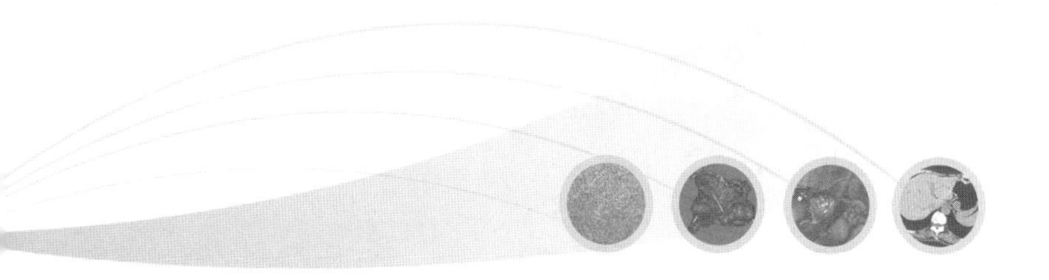

随着对 GIST 生物学行为和发病机制认识的不断深入，影像学、分子病理学、微创诊疗技术的进步，以及分子靶向药物的广泛应用，GIST 的诊疗模式已经发展为以外科治疗为主并联合消化内科、肿瘤科、病理科、影像科和药剂科等在内的多学科综合诊治模式。外科手术切除仍是局限性可切除 GIST 最主要和最有效的治疗手段。

根据已有的实践经验和研究证据，GIST 手术治疗的基本原则如下：①对局限性 GIST 和潜在可切除 GIST，手术能够完整切除且不会明显影响相关脏器功能，可以直接手术切除，手术目标是尽量争取 R_0 切除；②GIST 一般不必行淋巴结清扫，而对于年轻的胃 GIST 病人，如术中发现淋巴结病理性肿大的情况，需考虑琥珀酸脱氢酶（succinate dehydrogenase，SDH）缺陷型 GIST 的可能，应切除病变淋巴结；③术中探查需注意细心轻柔，避免肿瘤破溃，否则可影响病人预后；④完整切除肿瘤的同时，应充分考虑保留器官功能。

1. 胃肠间质瘤超声内镜下哪些表现提示为不良因素？

超声内镜可显示消化道管壁的层次结构，对判断 GIST 肿瘤部位、起源及其与周围器官的关系尤为重要，同时可提供肿瘤内部结构，对 GIST 治疗方法的选择有重要提示作用。GIST 超声内镜下不良因素包括：强回声灶、异质性、边界不规则、囊性变和溃疡等。小于 2cm 的非胃 GIST，一经发现应积极切除；而对于小于 2cm 的胃 GIST，超声内镜下判断其是否有不良因素显得十分重要，有助于预测肿瘤恶性潜能。如果胃小 GIST 病人没有临床症状，超声内镜检查也无上述不良因素，则可定期随访观察；若合并有不良因素，无论有无临床症状，建议尽早切除。

2. 小胃肠间质瘤处理方式有哪些？

国内外指南将直径小于 2cm 的 GIST 定义为“小 GIST”。腹腔镜技术目前是治疗小 GIST 的主流方案，传统腹腔镜技术进行楔形切除即可完成大部分胃小 GIST 的治疗。对于位于贲门附近等特殊部位的 GIST，有研究表明行腹腔镜经胃腔贲门切除安全可行，病人术后吞咽障碍和反酸等不良反应发生率低。此外，对于内生型或切除困难部位的小 GIST，单纯内镜或单纯腹腔镜手术均难以达到理想效果。腹腔镜内镜双镜联合技术是新兴的微创治疗手段，内镜的优势在于能够较好地观察胃肠道黏膜面的情况。因此，对于该类病人运用腹腔镜内镜双镜联合技术可精准定位肿瘤部位，勾画安全切缘，更好保留脏器功能，同时还可及时发现并处理腔内出血、闭合不良等并发症。

3. 不同部位胃肠间质瘤常用手术方式有哪些，如何选择？

食管 GIST 仅占全部 GIST 的 0.66%，多发生于远端食管。根据肿瘤的直径、位置和性质，可选择经黏膜下隧道内镜切除、内镜下黏膜剥离术、腹腔镜下或者胸腔镜下切除术。

胃 GIST 根据肿瘤的大小及位置，可供选择的手术方式有腹腔镜手术、机器人手术、传统开放手术以及内镜或双镜联合手术等。腹腔镜技术推荐用于肿瘤直径较小、位于胃适宜解剖部位(如胃前壁、胃大弯)的GIST。但对于肿瘤相对较小、位于困难解剖部位(如胃后壁、胃小弯侧、贲门附近、幽门附近等)的GIST是否也适合开展腹腔镜手术治疗,目前尚无前瞻性临床研究论证。从有限的回顾性研究数据及华中科技大学同济医学院附属协和医院胃肠外科临床实践来看,对部分困难解剖部位的胃GIST开展腹腔镜手术治疗也是安全可行的,但是此类肿瘤行腹腔镜手术对肿瘤大小的限制更严格、肿瘤切除后更适合采用手工缝合而非切割闭合器关闭胃腔等。

十二指肠介于胃和空肠之间,起于胃幽门,止于十二指肠悬韧带,长约25cm。十二指肠由近至远分为球部、降部、水平部和升部。十二指肠GIST的治疗应采取以手术为中心的多学科治疗模式,其手术方式可分为局限性切除和扩大切除两种。局限性切除包括肿瘤剜除术、十二指肠楔形切除术和十二指肠部分切除术等,扩大切除则主要是胰十二指肠切除术。大量文献表明接受不同术式的十二指肠GIST病人,其远期生存差异无统计学意义,但是接受胰十二指肠切除术的病人,其术后发生胰漏、胆漏、腹腔出血甚至死亡等严重并发症的风险明显高于局限性切除的病人。

空回肠GIST恶性潜能较高,因此一经发现均应积极行手术切除。孤立且游离的空回肠GIST可采用节段小肠切除术完成肿瘤的完整切除;近端空肠较大的GIST必要时需要离断Treitz韧带以保证充分瘤体暴露及吻合安全,但应警惕术后胃排空障碍的发生。

直肠GIST常见的手术方式有经腹直肠前切除、经骶尾切除、经肛切除、经阴道切除手术等。近年来,随着外科操作技术的进步以及术前靶向药物的应用,需要行腹会阴联合切除的直肠GIST已较为少见。经腹直肠前切除多适用于中高位直肠GIST,或者经术前治疗后仍较大的GIST,其手术操作规范、彻底性好;经骶尾切除和经肛切除可以缩小直肠的切除范围,对于低位直肠,尤其骨盆狭窄的男性病人,可降低手术难度，但存在肿瘤受挤压破裂、肛门括约肌损伤及伤口局部感染等风险；经阴道切除适用于肿瘤位于直肠前壁的女性 GIST 病人。需强调的是，无论选择何种手术方式，都应以肿瘤“非接触，少挤压，不破裂”地完整切除，尽可能保护直肠肛门功能，减少创伤为原则。

4. 与开腹手术相比，腹腔镜及机器人微创手术在胃肠间质瘤中有何优势？

相对于开腹手术，腹腔镜及机器人微创手术有着出血更少、术后疼痛减轻、胃肠功能恢复更快、切口更美观以及住院时间更短等优势，同时在远期复发转移方面无差异。因此国内外指南推荐适宜大小和部位的 GIST 行腹腔镜手术。对于大于 5cm 的 GIST，出于对肿瘤破裂的担心，指南认为需严格筛选病例且在腹腔镜操作经验丰富的机构谨慎实施。随着取物袋及切口保护套的常规使用可降低肿瘤破裂及播散种植风险，在精湛的腹腔镜技术支持下，相关研究表明对大于 5cm 的 GIST 行腹腔镜辅助手术短期预后优于开腹组，且两组远期疗效相当。此外，与传统开腹手术相比，达芬奇机器人手术优良的 3D 显示、术野放大、机械臂七个自由度的活动及镜下缝合等优势，更加适合于贲门、幽门、十二指肠及直肠等特殊部位的 GIST 手术处理。

5. 哪些胃肠间质瘤病人适合腹腔镜联合内镜手术？

腹腔镜与内镜联合技术是近年来新兴的微创外科技术，主要分为腹腔镜辅助内镜手术和内镜辅助腹腔镜手术。内镜可清楚显示消化道管腔的腔内情况，在黏膜面或黏膜下层进行操作，而腹腔镜可以在腹腔内看清消化道管腔外的情况，在腹腔内进行操作。腹腔镜与内镜相结合的手术在处理一些肿瘤体积较小、向腔内生长或特殊部位的 GIST 优势尤为突出，可精确定位肿瘤部位，勾画最小安全切缘，尽可能保留重要部位的消化道管壁，并且还可观察肿瘤切除是否完整、切除后腔内是否有活动性出血、闭合是否严密等。对于贲门、幽门部的 GIST，在行传统的胃壁楔形切除时易造成狭窄，此时通过腹腔镜和胃镜密切配合，可充分利用胃镜的支撑作用来避免这种情况的发生。

6. 原发可切除胃肠间质瘤术后病理报告切缘阳性，应该怎么办？

GIST 手术治疗的原则是完整切除，做到切缘阴性。随着靶向药物伊马替尼的广泛应用及其出色的疗效，如 GIST 初次手术后切缘阳性，对于预计二次手术操作困难、二次手术有可能损害重要脏器结构和功能或身体条件较差的病人，可以将这类病人作为高危病例服用伊马替尼，在服药期间密切随访；但如果再次切除手术简易且不影响器官主要功能，如肿瘤位于胃前壁、胃大弯侧等一些腹腔镜手术易操作部位，也可考虑再次手术。

前沿进展

伊马替尼已成为治疗晚期 GIST 的一线药物，然而多数晚期病人在伊马替尼治疗后会出现疾病进展，而后续二线、三线和四线治疗 GIST 的疗效有限。因此，外科界开始积极探索在伊马替尼治疗过程中进行合理手术干预是否会改善伴肝转移的晚期 GIST 病人预后。虽然没有直接证据支持外科手术会延缓伊马替尼耐药，但耐药性的发生与肿瘤细胞暴露量和伊马替尼给药时间成正比，手术干预可消除或减轻肿瘤负担似乎是一种合乎逻辑的策略。

复旦大学附属中山医院沈坤堂教授团队在 *Front Oncol* 上报道了肝切除术在 GIST 肝转移病人中的作用及生存优势。该研究回顾性分析 2006 年 1 月至 2018 年 12 月期间接诊的转移性

GIST病人临床病理资料，将无肝外转移的病人分为手术组和非手术组，结果显示手术组病人中肝脏转移病变≤3个的比例明显高于非手术组（79.0% *vs.* 29.8%，$P<0.001$）。中位随访56个月后，手术组病人的无进展生存率和总生存率显著优于非手术组（3年无进展生存率：86.2% *vs.* 64.6%，$P=0.002$；5年总生存率：91.5% *vs.* 78.3%，$P=0.083$）。倾向性评分匹配后，多因素分析显示肝切除术是无进展生存率的唯一影响因素；而年龄、肝切除术和最大肿瘤直径是总生存率的预测因子。这提示肝切除术为转移灶局限于肝脏的转移性GIST病人提供了更长的疾病控制期，对于单一且易于切除的肝脏转移灶病人，可考虑先行肝切除术，然后进行伊马替尼治疗。

此外，复旦大学附属肿瘤医院师英强教授也牵头进行了一项关于手术治疗晚期GIST的多中心临床试验，将接受一线伊马替尼治疗有效并预计可以切除病灶的病人随机分为接受减瘤手术（手术组）或不接受手术而单纯药物治疗（单纯药物组）。结果显示手术组与单纯药物组相比有改善无进展生存率的趋势（手术组2年无进展生存率为88.4%，单纯药物组57.7%，$P=0.089$），但值得关注的是手术改善了伊马替尼一线治疗有效GIST病人的总生存期（overall survival，OS）。

（张 鹏）

参考文献

[1] PALAZZO L，LANDI B，CELLIER C，et al. Endosonographic features predictive of benign and malignant gastrointestinal stromal cell tumours [J]. Gut，2000，46(1)：88-92.

[2] 戴冬秋，张春东．小胃肠间质瘤生物学行为特征与对策[J]. 中国实用外科杂志，2015，35(4)：374-378.

[3] 李勇．中国抗癌协会胃肠间质瘤整合诊治指南(CACA)[M]. 天津：天津科学技术出版社，2022：35-39.

[4] ROBB W B，BRUYERE E，AMIELH D，et al. Esophageal gastrointestinal stromal tumor：is tumoral enucleation a viable therapeutic option? [J]. Ann Surg，2015，261(1)：117-124.

[5] WINDER A，STRAUSS D C，JONES R L，et al. Robotic surgery for gastric gastrointestinal stromal tumors：A single center case series [J]. J Surg Oncol，2020，17(1)：823-831.

[6] 张忠涛，吴国聪．双镜联合在胃肠间质瘤术中应用及其评价[J]. 中国实用外科杂志，2015，35(04)：382-385.

[7] HØLMEBAKK T，BJERKEHAGEN B，HOMPLAND I，et al. Relationship between R1 resection，tumour rupture and recurrence in resected gastrointestinal stromal tumour [J]. Br J Surg，2019，106(4)：419-426.

[8] DU C Y，ZHOU Y，SONG C，et al. Is there a role of surgery in patients with recurrent or metastatic gastrointestinal stromal tumours responding to imatinib：a prospective randomised trial in China [J]. Eur J Cancer，2014，50(10)：1772-1778.

[9] XUE A，GAO X，HE Y，et al. Role of Surgery in the Management of Liver Metastases From Gastrointestinal Stromal Tumors [J]. Front Oncol，2022，12：903487.

第五章

围手术期管理

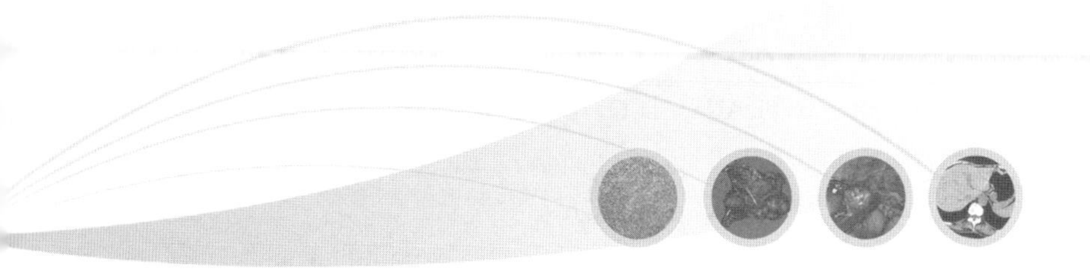

GIST 围手术期管理主要在加速康复外科(enhanced recovery after surgery,ERAS)理念的指导下开展。ERAS 是以循证医学证据为基础,通过外科、麻醉、护理、营养等多科室协作,对涉及围手术期处理的临床路径予以优化,通过缓解病人围手术期各种应激反应,达到减少术后并发症、缩短住院时间及促进康复的目的。

基于 ERAS 的 GIST 围手术期管理包括术前、术中及术后三个部分。术前部分主要包括术前宣教、术前评估、戒烟戒酒、营养支持、预防性抗血栓治疗、禁饮禁食及肠道准备等;术中部分主要包括预防性应用抗生素、麻醉镇痛、手术方式与质量、鼻胃管及导尿管留置等;术后部分主要包括疼痛管理、恶心呕吐防治、饮食管理及早期下床活动等。将术前、术中、术后作为一个整体进行处理,积极改善 GIST 病人手术前后身体条件和器官功能,提高对手术的耐受能力,同时减轻手术和围手术期处理对机体造成的应激,加快病人术后康复。GIST 围手术期管理过程中应注重缩短病人住院日,降低医疗费用,但更应注重提升病人功能恢复,更加健康、有序地进行 GIST 围手术期管理。

1. 胃肠间质瘤病人术前何时停用靶向药物？术后何时开始辅助治疗？

GIST 病人术前服用靶向药物可能出现水肿、骨髓抑制等药物不良反应，增加手术难度及术后并发症发生率。推荐术前停用靶向药物 1 周左右并调整身体状态，待病人基本情况达到要求后再考虑进行手术。对于术后辅助治疗，原则上 GIST 病人术后胃肠道功能基本恢复且身体状况可耐受药物治疗时即应尽快进行后续辅助治疗，一般而言这段时间在 3 周左右。

2. 胃肠间质瘤病人术前为何要进行营养状态及血栓栓塞风险评估？

营养风险与术后并发症、住院时间、医疗费用、生活质量等临床结局有相关性。推荐术前采用营养风险评分 2002（nutritional risk screening 2002，NRS 2002）对 GIST 病人进行营养风险筛查，对具有营养风险即 NRS 2002 评分≥3 分的病人，应进一步评估其营养状况。GIST 病人营养状况评估的常用指标包括体重指数、去脂肪体重指数、体重丢失量及血浆白蛋白等；常用评估工具有病人主观整体评估及主观全面评估量表等。对至少有 1 项下列情况的 GIST 病人术前应给予营养治疗：①过去 6 个月内体重下降>10%；②血浆白蛋白<30g/L；③主观全面评估量表评分 C 级或 NRS 2002 评分>5 分；④BMI<18.5kg/m^2 且一般状况差。首选肠内营养支持。当经消化道不能满足需要或无法经消化道提供营养时可行静脉营养支持。术前营养支持时间一般为 7~10 天，存在严重营养问题的病人可能需要更长时间改善营养状况，降低术后并发症发生率。

静脉血栓栓塞症是外科住院病人围手术期常见的并发症之一，可诱发猝死性肺动脉栓塞、下肢深静脉血栓后综合征等不良后果。恶性肿瘤、高龄、肥胖及血液高凝状态是静脉血栓栓塞的风险因素。

推荐采用 Caprini 评分对 GIST 病人进行围手术期血栓栓塞风险评估,对有血栓栓塞风险病人推荐行机械预防和/或药物预防。Caprini 评分 0 分为非常低危,无须使用机械或药物预防措施;1~2 分为低危,可仅使用弹力袜、机械充气加压泵等机械预防措施;3~4 分为中危,在无高出血风险的情况下,建议使用药物预防;≥5 分为高危,不伴高出血风险的情况下,建议联合应用药物及机械预防措施。

3. 胃肠间质瘤病人术前需进行哪些全身性或胃肠道相关准备?

(1) 糖尿病:术前血糖控制方案建议联合内分泌科医师协助制订,同时参考我国 2 型糖尿病防治相关指南。对围手术期糖尿病病人推荐血糖控制目标为 7.8~10.0mmol/L,同时应加强血糖监测,预防低血糖。对于术前仅需单纯饮食治疗或小剂量口服降糖药即可控制血糖达标的病人,可不使用胰岛素。对于血糖控制不佳的病人,手术当天停用口服降糖药物,给予胰岛素治疗。

(2) 高血压:围手术期高血压是指从确定手术治疗至与手术有关的治疗基本结束期内病人血压升高幅度大于基础血压的 30% 或收缩压≥140mmHg 和/或舒张压≥90mmHg。术前高血压控制原则是要保证重要脏器的灌注,降低心脏后负荷维护心功能。一般认为病人年龄≥60 岁,血压控制目标为<150/90mmHg;病人年龄<60 岁,血压控制目标为<140/90mmHg;糖尿病和慢性肾病病人,血压控制目标为<140/90mmHg。高血压病人术前应继续服用 β 受体阻滞剂和钙通道阻滞剂,停用血管紧张素转换酶抑制剂及血管紧张素受体阻滞剂。

(3) 冠心病:全称为冠状动脉粥样硬化性心脏病,是由于冠状动脉硬化导致供养心脏的血液循环障碍,引起心肌缺血、缺氧而引起的心脏病。术前情绪波动、精神过度紧张、术后切口疼痛刺激可诱发冠心病病人出现心肌梗死等一系列并发症。治疗的药物主要包括抗凝血药、抗血小板药、羟甲基戊二酸单酰辅酶A还原酶抑制药(他汀类调节血脂药)、硝酸酯类、钙通道阻滞剂、β受体阻滞剂、肾素-血管紧张素-醛固酮系统阻滞剂和脑啡肽酶抑制剂等,必要时还应行经皮冠状动脉支架置入术以降低心绞痛、心肌梗死等一系列风险。

(4) 术前戒烟、戒酒:吸烟可降低组织氧合,增加切口感染、血栓栓塞以及肺部感染等并发症风险,与术后住院时间和病死率显著相关。研究结果显示术前戒烟>4周可显著减少术后住院时间、降低切口感染及总并发症发生率。戒酒>4周可明显改善血小板功能,缩短出血时间,降低术后并发症发生率。

(5) 术前禁食禁饮:术前禁食禁饮是为了预防麻醉期间由于误吸胃内容物所致的吸入性肺炎,但术前长时间禁食会增加手术前病人的饥饿、口渴、烦躁、紧张等不良反应,增加术后胰岛素抵抗,减慢分解代谢以及延长术后的住院时间。因此,除合并胃排空延迟、胃肠蠕动异常、糖尿病、急诊手术等病人外,目前提倡术前6小时禁食,术前2小时禁饮,禁饮前可口服400ml以下清流质饮料如糖水、无渣果汁等。

(6) 术前肠道准备:术前肠道准备通过清除肠道内容物,减少肠道细菌负荷,以期降低围手术期并发症发生率,同时有利于术中肠镜协助定位观察。但对于一些不能耐受的病人,肠道准备可能引起恶心、呕吐、腹痛、腹泻等不适,甚至导致水电解质紊乱;此外,有研究显示术前肠道准备并不能降低术后吻合口漏及腹腔感染发生率。因此,术前肠道准备应根据病人年龄、能否耐受、肿瘤部位、是否伴随梗阻或便秘症状、是否考虑术中肠镜定位等具体情况考虑是否实施。

4. 胃肠间质瘤病人术前是否需常规留置鼻胃管和导尿管?

常规留置鼻胃管并未降低吻合口漏的发生风险和肺部并发症发生率。相反,鼻胃管会增加病人不适,延长术后进食时间。因此不推荐常规预防性使用鼻胃管;如若使用,可在术中留置,如吻合满意,则可在术后 24 小时内拔除。若吻合欠满意,须兼顾血运同时加固缝合吻合口,排除出血、吻合口漏和胃排空延迟等风险后再拔除鼻胃管。

全身麻醉手术一般需常规放置导尿管。女性病人或无前列腺增生等排尿困难的男性病人,可在术后 1~2 天拔除导尿管。导尿管留置超过 2 天,会显著增加尿路感染的发生率。对于直肠手术的病人,可根据术中盆腔自主神经保护情况酌情延长导尿管留置时间。

5. 胃肠间质瘤术后多久可以下床活动?

早期下床活动可促进呼吸、胃肠、肌肉骨骼等多系统功能恢复,有利于预防肺部感染、压疮和下肢深静脉血栓形成。实现早期下床活动应建立在术前宣教、多模式镇痛以及早期拔除鼻胃管、导尿管和腹腔引流管等各种导管的基础之上。推荐麻醉复苏后即可半卧位或适量在床上活动,做好下床适应性准备;术后第 1 天在陪护下站立、移步并行走,并逐渐增加运动量,但须警惕运动时跌倒。

6. 胃肠间质瘤术后多久可以进食?

GIST 术后早期恢复经口进食、饮水有助于维护肠黏膜屏障,防止菌群失调和菌群易位并减少因禁食导致的胰岛素抵抗,从而降低术后感染发生率、缩短术后住院时间、降低住院费用。因此,排除肠道功能障碍、吻合口漏、肠梗阻或胃排空延迟风险后,建议胃肠道手术后第 1 天可予清流质饮食,第 2~3 天半流饮食,然后逐渐过渡至正常饮食。对于术后不能尽早开始经口进食或能量摄入不足(<60% 的必需热量)>7 天且有管饲指征的病人,可在术后 24 小时内开始管饲,需要注意的是管饲速率应较缓慢(10~20ml/h)。对于术后存在严重营养不良的病人,应及时开始营养支持治疗。与流质饮食比较,少渣饮食可以减少恶心,促进肠道功能恢复而不增加其他并发症发生率。传统的“清流质”(如稀面汤)和“全流质”(如米汤、豆浆、牛奶等)饮食不能够提供充足的营养和蛋白质,不建议常规应用。另外,术后足量的蛋白质摄入比足量的热量摄入更为重要。当经口摄入少于正常量的 60% 时,应添加口服营养补充。

前沿进展

静脉血栓栓塞(venous thromboembolism,VTE)包括深静脉血栓(deep vein thrombosis,DVT)和肺动脉栓塞(pulmonary embolism,PE)。血管内皮损伤、血液高凝状态、血流速度减慢是导致血栓形成的主要因素。恶性肿瘤病人围手术期 VTE 发生率为 4%~20%,较非肿瘤病人发生 VTE 风险高 4~7 倍。VTE 可显著影响术后病人的短期恢复和长期预后,是导致肿瘤病人术后早期死亡的最主要原因。但 VTE 大多起病隐匿,缺乏特异性临床表现,部分胃肠外科医师对 VTE 防治重视程度不够。

本中心(华中科技大学同济医学院附属协和医院胃肠外科)依托湖北省胃肠外科联盟,对湖北省胃肠道肿瘤病人围手术期 VTE 防治现状进行问卷调查。研究共收集湖北省 15 个市州 62 家医院有效问卷 7 474 份,调查对象包括胃癌、小肠癌、结直肠癌、胃肠间质瘤及神经内分泌肿瘤等众多肿瘤病人。结果显示根据 Caprini 风险评分,术前 VTE 高危病人 2 406 例(32.2%),中危 4 071 例(54.5%),低危 997 例(13.3%)。2 301 例术前行下肢静脉超声检查的病人中,共发现 135 例(5.9%)病人发生 DVT;术后 1 675 例行下肢静脉超声检查的病人中,共发现 164 例(9.8%)病人发生 DVT。此外术后 20 例病人发生肺动脉栓塞,有 5 例肺动脉栓塞病人住院期间死亡。这提示胃肠道肿瘤病人围手术期 VTE 发生风险及发生率均较高,广大胃肠外科医师及胃肠道肿瘤病人应提高认识与警惕性。

韩国 Jung 等在 *JAMA Surgery* 杂志上发表了一项前瞻性随机对照临床试验的结果，进一步探究了胃肿瘤病人胃切除术后发生 VTE 的风险及适宜预防方式。研究共纳入分析了 666 例病人，336 例只接受间歇充气加压泵预防血栓，330 例接受间歇充气加压泵联合低分子肝素预防。结果显示 VTE 的总发生率为 2.1%，单纯间歇充气加压泵组 VTE 发生率高于间歇充气加压泵联合低分子肝素组（3.6% *vs.* 0.6%，P=0.008）。出血并发症的总发生率为 5.1%，间歇充气加压泵联合低分子肝素组出血并发症发生率明显高于单纯间歇充气加压泵组（9.1% *vs.* 1.2%，P<0.001）。

因此，术后病人应早期活动下肢，起到肌肉泵的作用，促进下肢静脉及淋巴等液体回流，预防血栓。同时临床医师应用低分子肝素前应充分平衡病人出血及血栓发生风险，以期让病人最大获益。

（刘炜圳）

参考文献

[1] 中华医学会外科学分会，中华医学会麻醉学分会．中国加速康复外科临床实践指南（2021 版）[J]．中国实用外科杂志，2021，41(9)：961-992.

[2] 中华医学会外科学分会．中国普通外科围手术期血栓预防与管理指南[J]．中华外科杂志，2016，54(5)：321-327.

[3] 中华医学会糖尿病学分会．中国 2 型糖尿病防治指南（2020 年版）[J]．中华糖尿病杂志，2021，13(4)：315-409.

[4] 中国心胸血管麻醉学会，北京高血压防治协会. 围术期高血压管理专家共识[J]. 临床麻醉学杂志，2016，32(3)：295-297.

[5] VENARA A，HAMEL J F，COTTE E，et al. Intraoperative nasogastric tube during colorectal surgery may not be mandatory：a propensity score analysis of a prospective database [J]. Surg Endosc，2020，34(12)：5583-5592.

[6] PATEL D N，FELDER S I，LUU M，et al. Early Urinary Catheter Removal Following Pelvic Colorectal Surgery：A Prospective，Randomized，Noninferiority Trial [J]. Dis Colon Rectum，2018，61(10)：1180-1186.

[7] 张鹏，熊斌，童仕伦，等. 湖北省胃肠道肿瘤病人围手术期静脉血栓栓塞症多中心调查及分析[J]. 中国实用外科杂志，2021，41(7)：774.

[8] JUNG Y J，SEO H S，PARK C H，et al. Venous Thromboembolism Incidence and Prophylaxis Use After Gastrectomy Among Korean Patients With Gastric Adenocarcinoma：The PROTECTOR Randomized Clinical Trial [J]. JAMA Surg，2018，153(10)：939-946.

第六章

病理诊断与基因检测

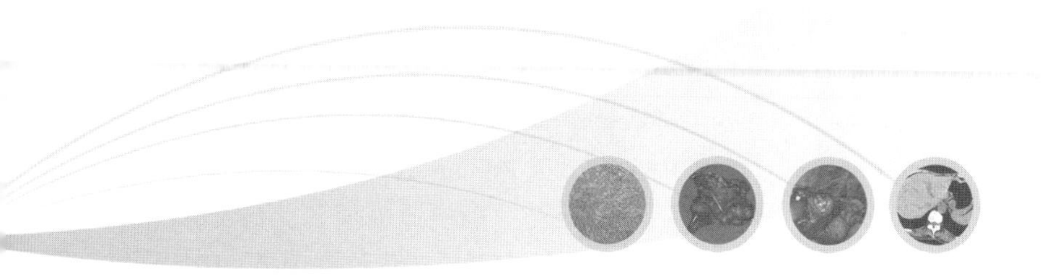

随着分子病理学和免疫组织化学染色技术的进步，病理学检查已成为诊断 GIST 金标准，同时免疫组织化学染色能提供鉴别诊断依据，在很大程度上可减少漏诊、误诊的发生。因此，准确、规范的病理诊断对 GIST 的临床治疗和预后判断至关重要。用于病理诊断的 GIST 标本可来源于内镜活检、腹腔或肝转移病灶穿刺、内镜或外科手术切除等。GIST 病理报告主要包括组织肉眼观察结果、显微镜观察结果及病理诊断三部分。基因检测不仅可指导 GIST 病人靶向治疗方案的选择，同时有助于诊断疑难病例及判断预后。因此，对于符合基因检测适应证的病人，强烈推荐其进行基因检测。本章对 GIST 病理诊断和基因检测进行较全面的阐述，解读病理报告各项内容，帮助病人读懂病理报告和基因检测结果，从而更好地了解自身病情。

1. 哪些胃肠间质瘤病人需要做术前活检，活检方法有哪些？

术前活检对 GIST 病人的病理诊断、指导治疗具有重要价值。对术前检查高度怀疑 GIST，拟行术前治疗的病人，均应做术前活检以明确诊断，但术前评估肿瘤可完整切除病人不常规推荐行术前活检。

《胃肠间质瘤规范化外科治疗中国专家共识(2018版)》推荐对以下情况行术前活检:①需行多器官联合切除病人,或手术可能明显影响相关器官功能病人,如肿瘤位于直肠、食管胃结合部、十二指肠等部位的病变;②无法切除或经评估难以获得完整切除的病人;③疑诊GIST但诊断无法明确,需排除其他疾病如平滑肌肿瘤、淋巴瘤等;④疑似复发或转移的GIST病人。

各种术前活检方法适用人群并不相同,目前术前活检方法主要有下列四种:①内镜下活体组织病理学检查。内镜活检仅适用于肿瘤侵犯黏膜病人,且此方法通常难以获得足够的肿瘤组织明确病理诊断。当病变表面存在溃疡时,肿瘤组织获取概率增大,但可导致严重出血。②针穿活检(core needle biopsy,CNB)。此方法一般需在超声或者CT引导下进行。由于其存在肿瘤破裂导致腹腔种植的风险,故多适用于肿瘤转移病人,其他病人一般不建议使用。③细针穿刺术(fine-needle aspiration,FNA)。因其导致腔内种植概率较小,一般常作为首选方法,有条件的单位可行超声内镜引导下FNA。④经直肠或阴道穿刺活体组织检查:此方法适用于盆腔、直肠或直肠阴道隔病变病人。

2. 胃肠间质瘤病理诊断包括哪些方面?

GIST病理诊断对疾病诊断、治疗方案选择和预后判断等具有重要意义。GIST病理诊断主要包括大体形态特征、组织形态学特征和免疫组织化学结果三部分。

(1) 大体形态特征:通俗来说即肉眼观察的内容,包括肿瘤形态、大小、个数、边界和生长部位等。肿瘤大体外观一般呈结节状或分叶状,大小通常不等,单发或多发;界限相对清楚,无包膜,切面呈灰白色或灰红色,质韧,可位于黏膜下层、固有肌层或浆膜下层。大多数肿瘤位于浆膜下,呈外生性生长,部分肿瘤可向腔内生长,呈内生息肉样。较大肿瘤可伴有囊性变、梗死、出血和坏死等继发性改变。

(2) 组织形态学特征:组织形态学指的是通过显微镜所观察的内容,包括细胞形态、肿瘤间质改变和细胞核分裂象计数。根据瘤细胞的形态,GIST 可分为梭形细胞型,上皮样细胞型及梭形细胞-上皮样细胞混合型三大主要类型,少见类型包括去分化型。梭形细胞呈长钝圆形,多以编织状或栅栏状排列,胞质弱嗜酸性,部分病例可见核内空泡,核为杆状,核仁不明显;上皮样细胞呈圆形或多角形,往往呈弥漫片状或条索状排列,胞质嗜酸性,可见细胞质内空泡,核呈圆形或卵圆形。梭形细胞-上皮样细胞混合型为两种细胞以不同比例或不同分布混合,两种成分之间可有相对清楚的界限。去分化型是指 GIST 中出现非 GIST 高级别去分化成分,如横纹肌肉瘤或血管肉瘤等,可见于原发性或经靶向治疗后 GIST。肿瘤间质可出现胶原化或玻璃样变、钙化或骨化、黏液样变、出血或囊性变和坏死等几种改变。核分裂象计数是评估肿瘤危险度分级重要指标,一般指每 50 个高倍镜视野下所计算的核分裂象数量,其单位为每 50 个高倍镜视野(high power field,HPF)。

(3) 免疫组织化学染色:免疫组织化学染色是通过特异性抗体对肿瘤特殊表达的蛋白质行染色处理,可着色为阳性,未着色为阴性。通过免疫组化结果,可将 GIST 与其他疾病相鉴别。GIST 免疫组化推荐常规检测 CD117、DOG-1、CD34、α-SMA、Desmin、S-100、SDHB 和 Ki-67 等标记,其中 CD117 和 DOG-1 需要设置阳性对照,疑似 *SDH* 基因突变或 *BRAF* 突变时,可酌情增加 SDHB 或 BRAF 标记。95%GIST 特征性表达 CD117,70%GIST 表达 CD34,40%GIST 局灶性表达 α-SMA 和 5%GIST 表达 S-100 蛋白。SDHB 标记有助于识别琥珀酸脱氢酶缺陷型 GIST,此类 GIST 不表达 SDHB,且分子检测无 *KIT/PDGFRA* 基因突变。Ki-67 是一种通过免疫组化反映细胞分裂和增殖度的指标,处于增殖期细胞核可染色,未处于增殖期细胞核染色阴性，大多数病人 Ki-67<10%，部分病人 Ki-67>20%，尤其是核分裂活跃病人，该指标可提示肿瘤具有高度侵袭性。

3. 胃肠间质瘤需要与哪些肿瘤进行鉴别？

GIST 临床表现多样且缺乏特异性，易与多种疾病相混淆，因此应重视 GIST 的鉴别诊断。GIST 主要需与下列疾病相鉴别。

(1) 平滑肌（肉）瘤：主要包括常发生于食管、贲门的平滑肌瘤以及常发生于胃肠道、肠系膜、腹膜后等处的平滑肌肉瘤，平滑肌（肉）瘤表达 α-SMA，CD117 也可为阳性，但平滑肌（肉）瘤免疫组织化学 Desmin 强阳性，GIST 通常不表达 Desmin，此为主要鉴别点。但 GIST 伴有平滑肌分化时，也可表达 α-SMA，此时则需要借助基因检测进行鉴别。

(2) 消化道神经鞘瘤：此类肿瘤很少伴有出血、囊变等继发改变，在肿瘤周围常见淋巴细胞群，即淋巴“袖套”样特征结构，免疫组化 Sox10 和 S-100 强阳性，CD117、CD34、α-SMA 和 Desmin 为阴性。

(3) 炎性纤维性息肉：此类病变表达 CD34，同时可有 *PDGFRA* 基因突变，但其不表达 CD117 和 DOG-1，且此类肿瘤间质内有较多嗜酸性粒细胞和淋巴细胞浸润及围绕血管形式漩涡状或洋葱皮样特征的排列方式有助于和 GIST 相鉴别。

(4) 纤维瘤病：常见于结肠或小肠，少见出血、囊变、坏死等，可局灶性表达 α-SMA 及核表达 β-catenin，不表达 CD117。

(5) 恶性黑色素瘤：以直肠多见，肿瘤形态多变且可表达 CD117，故易混淆，需补充 HMD45、Melan A 和 S-100 等标志物帮助鉴别。

(6) 淋巴瘤：小肠淋巴瘤 CT 可见特征性“夹心面包”征，表现为节段性肠壁增厚或肠腔异常扩张，伴有腹腔、腹膜后淋巴结增大，可协助鉴别。

此外，还有一些少见的胃肠道间叶源性肿瘤也应与 GIST 相鉴别，如炎性肌纤维母细胞瘤、孤立性纤维瘤、脂肪肉瘤以及血管肉瘤等。

4. 胃肠间质瘤危险度评估方法有哪些?

GIST 危险度评估方法适用于原发性且肿瘤完全切除的 GIST 病人,常用的危险度评估方法主要有原发 GIST 切除术后危险度分级(2008 版改良 NIH 标准)(附表 2)和美军病理学研究所(Armed Forces Institute of Pathology,AFIP)分级标准(附表 3)两种。改良 NIH 标准从肿瘤大小、核分裂象数、肿瘤原发部位及肿瘤是否破裂四个危险因素评估病人危险度,该标准应用范围最广,国内大都采用此标准对 GIST 病人危险度进行分级。另一个常用评估方法是 AFIP 分级标准,它将伊马替尼治疗前 GIST 病人分为 8 组,评估出现病情进展和恶性潜能的概率及危险度分级。然而标准并不如 NIH 标准直观,因此在临床上应用相对较少。此外,还有诺模图法(nomogram)和美国癌症联合委员会(Joint American Committee on Cancer,AJCC)的 TNM 分期法等,因在实用性上均不如改良 NIH 标准,故应用较少。

GIST 危险度分级是临床上判断病人预后的重要指标,并且危险度评估在筛查术后复发高风险病人,指导此类病人术后靶向药物治疗具有重要意义。根据危险度分级,临床医生制定治疗方案时既能防止治疗过度,又能避免治疗不足,病人也可了解自身病情及预后转归,选择合适的治疗策略。

5. 哪些胃肠间质瘤病人不适合进行危险度评估?

GIST 危险度评估分级对决定治疗方案、评估病人预后具有重要价值。但是并非所有病人都适合行危险度评估,如下列四种情况则不适合做危险度评估:①各类活检组织标本,包括内镜活检、细针穿刺活检、空芯针穿刺活检所获得的标本;②复发或转移的 GIST 病人;③已行术前靶向治疗的 GIST 病人,此类病人肿瘤大小、核分裂象已发生改变,不适合再行危险度评估;④野生型 GIST 病人如 SDH 缺陷型 GIST。

6. 胃肠间质瘤靶向治疗后病理会怎么改变?

近年来,经靶向治疗后再经手术切除的 GIST 病人逐渐增多。靶向药物治疗后 GIST 病理可发生改变,主要体现在大体形态和镜下形态。大体形态:大多数 GIST 经靶向治疗后显示退行性改变,质地和颜色与经典 GIST 有所不同,其他改变包括出血、坏死和囊性变等。镜下形态:GIST 经靶向治疗后通常表现为瘤细胞密度明显降低,瘤细胞成分稀疏,间质常伴有广泛的胶原化,可伴有组织细胞反应、含铁血黄素沉着、炎性细胞浸润、出血和囊性变等。部分病例中肿瘤组织对靶向治疗的反应显示异质性,一些区域显示有明显的靶向效应,而另一些区域则仍可见残留的肿瘤组织。少数病例经长期的靶向治疗后可能丢失 CD117 的表达,形态学上可能发生横纹肌肉瘤分化或者去分化。

7. 伴有坏死、出血或囊性变的胃肠间质瘤是否恶性程度更高?

坏死、出血和囊性变是 GIST 特殊的病理特征,多因肿瘤生长过快、内部供血不足所致。那么,伴有坏死、出血或囊性变的 GIST 是不是恶性程度更高呢?在临床实际中,医师主要根据肿瘤部位、肿瘤大小、核分裂象、肿瘤破裂来判断 GIST 恶性程度。参考 Emory 等提出的标准将 GIST 分为良性、交界性和恶性。恶性指标有:①肿瘤出现转移;②肿瘤浸润至邻近器官或周围组织。潜在恶性指标有:①肿瘤大小>5cm;②核分裂象>5/50HPF;③肿瘤出现坏死;④肿瘤细胞核异型性明显;⑤肿瘤细胞丰富;⑥上皮样细胞呈细胞巢或腺泡状排列。当肿瘤具备 1 项恶性指标或 2 项潜在恶性指标时,则为恶性;仅有 1 项潜在恶性指标时,则为交界性;而无上述指标时,则为良性。

侯英勇等报道 GIST 形态学与恶性程度密切相关,这些形态学包括核分裂象,肌层浸润,肿瘤性坏死,围绕血管呈簇状排列以及细胞明显异型,因此伴肿瘤坏死的 GIST 病人恶性程度可能更高。沈坤堂等报道囊性 GIST 临床表现为惰性生物学行为,恶性风险程度低。本中心(华中科技大学同济医学院附属协和医院胃肠外科)前期研究显示伴消化道出血的小肠 GIST 病人具有更好的预后,这可能与小肠 GIST 早期表现出临床症状而促使病人早期就诊,进而及时接受手术和靶向药物治疗有关。

8. 胃肠间质瘤病人如何读懂自己的病理报告?

病理报告是对病人的标本进行分析后得到的诊断结果,病理诊断被称为疾病诊断的"金标准"。那么,作为一名无专业医学知识的 GIST 病人如何读懂自己的病理报告呢?首先,要搞清病理报告所包含的基本内容,一份病理报告常规会包含病人信息、送检信息、活检组织肉眼观察结果、显微镜观察结果及病理诊断。病理诊断最为关键,是病理科医生给出一个专业性的诊断。其次,由于 GIST 危险度分级取决于肿瘤大小、核分裂象、肿瘤原发部位及肿瘤是否破裂,因此,了解肿瘤大小、核分裂象数、肿瘤原发部位及肿瘤是否破裂有助于判断 GIST 危险程度。肿瘤越大、核分裂象越多、非胃部位 GIST、肿瘤破裂是 GIST 危险因素。另外,病理诊断中还会出现一些免疫组织化学指标,可能包含 CD117、DOG-1、CD34、α-SMA、Desmin、S-100、SDHB,其对 GIST 诊断及分型有指导作用。最后,当面对自己的病理报告时,GIST 病人不可断章取义,对于病理结果正确的分析,应该听取专业医师的讲解。

9. 基因检测对胃肠间质瘤病人有何作用?

GIST 基因检测在疑难诊断、指导靶向药物治疗方面有重要价值。一般情况下，细胞形态符合 GIST，同时 CD117 及 DOG-1 免疫组化阳性的病理即可诊断为 GIST。但在临床实践中，存在细胞形态符合 GIST，但免疫组化显示 CD117 阴性或 DOG-1 阴性，这时需要通过基因检测排除一些其他类型的肿瘤，从而明确 GIST 的诊断。另外，临床上存在一些特殊病理类型的 GIST，如 *PDGFRA* 第 18 号外显子 D842V 突变型 GIST，其对伊马替尼、舒尼替尼及瑞戈非尼等均原发耐药，应考虑使用阿伐替尼；*KIT* 原发外显子 9 突变型 GIST 对伊马替尼敏感性相对较差，需酌情调整伊马替尼剂量。因此，在靶向药物治疗开始之前即开展基因检测对指导用药具有重要意义。

10. 哪些胃肠间质瘤病人需要做基因检测？

对于 GIST 病人而言，基因检测技术在鉴别诊断、指导靶向药物治疗中起到非常重要的作用。那么，哪些病人需要做基因检测呢？根据 GIST 相关专家共识和指南，我们总结了需行 GIST 基因检测人群如下：①活检病理证实为 GIST，术前拟行靶向治疗；②原发可切除 GIST，术后评估为中-高危拟行靶向治疗者；③复发性或转移性 GIST；④继发耐药性 GIST；⑤常规病理诊断困难者。另外，GIST 的基因检测也可应用于：①鉴于 GIST 恶性潜能及后续潜在治疗的需求，对低危和极低危 GIST 也可考虑基因测序；②同时或异时多发性 GIST，可分别同时加以基因检测，部分病例可显示出不同的基因突变类型。

11. 胃肠间质瘤基因检测方法及其适应人群？

GIST 基因检测方法包括一代基因测序、二代基因测序和液体活检。一代基因测序适宜人群：病理诊断为 GIST 拟行靶向治疗者（含术前治疗、术后辅助治疗及晚期靶向治疗）、靶向治疗后进展或常规病理诊断困难者。一代基因测序结果为野生型的 GIST 病人建议行二代基因测序,通过二代基因测序检测可发现潜在的基因突变或治疗靶点,为后续治疗提供更多选择。液体活检技术是一种以人体血液或体液作为检测标本,通过对肿瘤或转移灶释放物质监测以获取肿瘤相关信息的新兴诊断技术。液体活检相对于常规侵入式组织活检具有创伤小、可反复取材及能有效克服肿瘤异质性等优势,对于不易获取组织标本的 GIST 病人具有一定应用前景。但当前液体活检技术在 GIST 诊断和治疗领域仍处于探索研究阶段,因此不推荐单纯依靠液体活检结果来指导 GIST 诊治。

12. 胃肠间质瘤标本如何进行病理及基因检测会诊?

在其他医院进行手术的 GIST 病人进行病理会诊时应携带相关资料,包括手术所在医院 HE 切片,普通免疫白片 15 张或组织蜡块,能显示病理切片的编号确系病人本人的资料如病理报告单、病理申请单或相关病历资料等。病理会诊费用主要包括挂号费、病理会诊费、免疫组织化学检测费用及基因检测费用,其中基因检测费用视诊断需求情况而定。若病人携带其他医院质量良好的 HE 切片及免疫组织化学检测指标,在不需做基因检测的情况下,当天或次天就可领取会诊报告。基因检测材料为经过脱水石蜡包埋的肿瘤组织,可以是石蜡包埋的组织蜡块或者免疫白片,基因检测材料在运输过程中需要注意避光及保持干燥。

13. 原发胃肠间质瘤常见突变位点及发生比例?

原发 GIST 常见突变位点包括 *KIT* 基因的第 9、11、13 和 17 号外显子,*PDGFRA* 基因的第 12,14 和 18 号外显子。*KIT* 突变约占所有突变类型 80%~85%,其中 *KIT* 突变主要位于 11 号外显子(65%~70%),包括缺失突变、点突变和重复突变,外显子 9 突变占 10.0%,外显子

13突变占1.7%，外显子17突变占1.3%。*PDGFRA*突变占5%~10%，*PDGFRA*突变主要位于18号外显子。SDH缺陷型GIST占所有野生型的40%~50%。少数神经纤维瘤病Ⅰ型(neurofibromatosis type Ⅰ，NF1)病人可伴发GIST，多发生于小肠。*BRAF*基因突变型GIST约占野生型GIST的3%~7%，其中最常见的突变类型为*BRAF*^{V600E}突变。*PIK3CA*基因在GIST中突变率约1.5%，且以*H1047R*功能获得性突变最为常见。实体肿瘤中*NTRK*融合基因发生频率约为1%，最常见的类型为*ETV6-NTRK3*及*TPM3-NTRK1*突变。

14. 不同突变类型的胃肠间质瘤预后是否存在差异?

GIST预后主要取决于GIST肿瘤部位、肿瘤大小、核分裂象及肿瘤破裂等因素。当然，不同基因突变类型GIST的预后也存在一定差异。研究报道*PDGFRA*基因突变病人的整体预后优于*KIT*基因突变病人，可能与*PDGFRA*基因突变整体惰性较强有关。在*KIT*基因第11号外显子突变GIST病人中，缺失突变或插入缺失突变病人的预后较点突变和重复突变病人为差，缺失突变中557/558号密码子缺失突变及多个密码子缺失病人术后预后较差。

15. *PDGFRA* D842V突变的胃肠间质瘤病人预后和治疗方面有何进展?

*PDGFRA*突变型GIST多来源于胃，通常为上皮样细胞型或梭形细胞/上皮样细胞混合型，恶性潜能较低，约占所有GIST的2%。由华中科技大学同济医学院附属协和医院牵头的国内多中心回顾性研究显示*PDGFRA*突变型GIST肿瘤多发生于胃(89.6%，251/280)，且预后较好，1年、3年、5年无复发生存率分别为95.9%、91.2%、89.5%；相对于*PDGFRA* D842V突变型GIST，非D842V突变型GIST预后更好；同时该研究建立预后模型，结果显示D842V突变病人是预后

不良的独立危险因素,研究成果发表在 *Adv Ther* 杂志。Z9001 研究显示辅助治疗 1 年未能使 *PDGFRA* 突变 GIST 病人显著获益,同时 SSG XⅧ研究显示辅助治疗 3 年未能使 *PDGFRA* 突变 GIST 病人显著获益,体内外试验显示该类型对伊马替尼和舒尼替尼耐药。

阿伐替尼对 KIT 和 PDGFRA 具有很强的生化活性,NAVIGATOR 研究(NCT02508532)结果显示阿伐替尼治疗 *PDGFRA* 外显子 18 突变病人客观缓解率(objective remission rate,ORR)达 86%,治疗 *PDGFRA* D842V 突变病人 ORR 达 91%。同时 1 002 研究回顾性分析 NAVIGATOR 研究中使用阿伐替尼和使用其他 TKI 治疗的 D842V 突变 GIST 病人的疗效结果,结果显示与其他 TKI 相比,阿伐替尼治疗 D842V 突变 GIST 病人组具有更高的总生存率和无复发生存率。侯英勇教授牵头的研究也显示阿伐替尼治疗 *PDGFRA* 突变 GIST 病人具有良好治疗效果。

因此,当前美国国立综合癌症网络(National Comprehensive Cancer Network,NCCN)和中国临床肿瘤学会(Chinese Society of Clinical Oncology,CSCO)指南均推荐对晚期 *PDGFRA* 突变 GIST 病人尤其是 D842V 突变者进行阿伐替尼治疗。而对于肿瘤完整切除、术后病理提示为 D842V 病人,是否行阿伐替尼辅助治疗有待进一步探究,在病人具有强烈服药意愿和经济条件允许情况下,可遵医嘱用药。

16. 什么是野生型胃肠间质瘤?

组织学形态和免疫组织化学标记均符合 GIST,但分子检测并无 *KIT* 和 *PDGFRA* 基因已知突变位点的 GIST 即为野生型 GIST。国外一项研究显示在 368 例 CD117 阳性的 GIST 病人中,有 56 例(15.2%)为野生型。上海交通大学医学院附属仁济医院曹晖教授团队对 317 例原发 GIST 进行了基因检测分析,有 32 例 GIST(10.1%)显示为野生型。因此，野生型 GIST 绝非罕见病例，临床医师应加以重视。目前已知的野生型 GIST 主要包括：①SDH 缺陷型，包括伴有 Carney 三联征或 Carney-Stratakis 综合征（Carney-Stratakis syndrome，CSS）；②非 SDH 缺陷型，包括 *BRAF/RAS* 基因突变和 NF1 型等。此外，目前临床上诊断的野生型 GIST 也并非全部都是真正意义上的 *KIT* 和 *PDGFRA* 野生型。因为 *KIT* 和 *PDGFRA* 共有 44 个外显子，而考虑到突变频率及经济学成本等诸多因素，常规的基因检测涵盖的是最常见发生突变的 6 个外显子，这也能从一定程度上解释为何同样都是野生型 GIST 但对靶向药物治疗的效果却不尽相同。

17. 胃肠间质瘤耐药常见原因有哪些？

伊马替尼是 GIST 靶向治疗的一线药物，根据耐药发生的时间，可以分为原发耐药和继发耐药。原发耐药指的是治疗开始后 6 个月之内出现疾病进展，主要由 *KIT* 外显子 9 突变，*KIT/PDGFRA* 野生型突变和 *PDGFRA* D842V 突变所致。外显子 9 突变引起的耐药是由于突变后位阻影响伊马替尼与受体激酶区的牢固结合，而加大伊马替尼使用剂量可使这部分病人获益。D842V 突变引起耐药机制是 D842V 突变使胸苷激酶 2（thymidine kinase 2，TK2）的活化环被打开，KIT 蛋白保持稳定的活化状态，导致伊马替尼无法与之结合。继发耐药指的是伊马替尼初始治疗有效，但在 6 个月之后出现疾病进展。继发耐药多发生于伊马替尼治疗 2 年左右，可能的机制包括基因继发突变，*KIT* 受体扩增，信号旁路出现或 *KIT* 缺失等。与原发性突变的突变位点相对单一的特点不同，继发突变常呈多克隆的多样性突变方式。继发突变多见于原发 *KIT* 外显子 11 突变病人（73%），其次为外显子 9 突变者（19%），且继发性突变位点往往发生在 *KIT* 基因外显子 13、14、17 或 18。信号通路激活也是伊马替尼激发耐药机制之一，荷瘤小鼠模型表明伊马替尼的使用可上调细胞膜上整合素信号通路，继而激活酪氨酸依赖性通道黏着斑激酶（focal adhesion kinase，FAK）及 Src 家族激酶，促进肿瘤细胞增殖。此外，在部分转移性和耐药 GIST 肿瘤标本中发现正常野生型 *KIT* 等位基因的杂合性缺失，这提示 *KIT* 位点的杂合性缺失与伊马替尼耐药有关。

前沿进展

芬兰赫尔辛基大学 Sami Salmikangas 教授团队在肿瘤学期刊 *Cancers* 上报道张力蛋白 2（Tensin2）可作为 GIST 敏感和特异的诊断生物标志物。该研究通过免疫组织化学方法探究 Tensin2 在 GIST 和其他肉瘤中作为生物诊断标志物的作用，结果显示所有 GIST 均表达 Tensin2，并且在 71.4% 的样本中呈现中等至强表达；89.8% 的其他肉瘤中 Tensin2 表达阴性，仅在 2.9% 的样本中可见中等至强染色。Tensin2 强染色与胃定位（胃 52.8% *vs.* 非胃 7.2%，P<0.001）、无转移（非转移性肿瘤 44.3% *vs.* 转移性肿瘤 5.9%，P=0.004）、女性（女性 45.9% *vs.* 男性 33.8%，P=0.029）和低危险度分级（极低或低 46.9% *vs.* 中 51.7% *vs.* 高 29.0%，P=0.020）有关。Tensin2 表达与总体生存或无转移生存无关，且与 *KIT/PDGFRA* 突变状态、肿瘤大小、核分裂象计数或病人年龄之间无相关性。此研究为 Tensin2 作为 GIST 敏感和特异的诊断生物标志物提供一定证据，有助于 GIST 病理诊断。但作者未能解释 Tensin2 在 GIST 中高表达的机制及进行多中心验证，因此 Tensin2 能否作为诊断 GIST 的标志物还需进一步研究。

（杨 明 李承果）

参考文献

[1] 中国临床肿瘤学会胃肠间质瘤专家委员会，中国抗癌协会胃肠间质瘤专业委员会，中国医师协会外科医师分会胃肠道间质瘤诊疗专业委员会．胃肠间质瘤基因检测与临床应用的中国专家共识（2021 版）[J]．临床肿瘤学杂志，2021，26（10）：920-927.

[2] KALFUSOVA A，LINKE Z，KALINOVA M，et al. Gastrointestinal stromal tumors-Summary of mutational status of the primary/secondary KIT/PDGFRA mutations，BRAF mutations and SDH defects [J]. Pathol Res Pract. 2019，215（12）：152708.

[3] 李佳鑫，孙琳，陈帅，等．小肠原发胃肠间质瘤 228 例临床病理特征、基因突变特点和预后分析[J]．中华消化杂志，2022，42（3）：171-179.

[4] HEINRICH M C，JONES R L，VON MEHREN M，et al. Avapritinib in advanced PDGFRA D842V-mutant gastrointestinal stromal tumour（NAVIGATOR）：a multicentre，open-label，phase 1 trial [J]. Lancet Oncol. 2020，21（7）：935-946.

[5] VON MEHREN M，GEORGE S，HEINRICH M C，et al. Linsitinib（OSI-906）for the Treatment of Adult and Pediatric Wild-Type Gastrointestinal Stromal Tumors，a SARC Phase Ⅱ Study [J]. Clin Cancer Res. 2020，26（8）：1837-1845.

[6] SALMIKANGAS S，BOHLING T，MERIKOSKI N，et al. Tensin2 Is a Novel Diagnostic Marker in GIST，Associated with Gastric Location and Non-Metastatic Tumors [J]. Cancers（Basel），2022，14（13）：3212.

第七章

靶向药物治疗

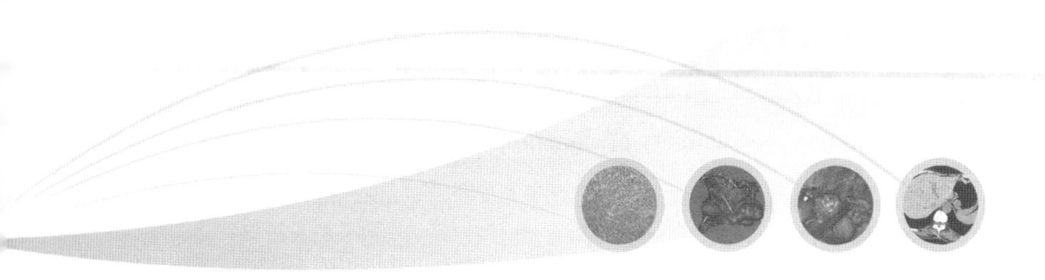

靶向药物是针对特定基因开发的药物，能够识别肿瘤细胞上的特征性位点，并通过与之结合，特异性地阻断肿瘤细胞生长、增殖所必需的信号转导通路，从而阻止其增殖，甚至杀灭肿瘤细胞。如果将传统的放化疗看作“无差别打击”，那么靶向药物治疗则是“精确制导”，在减少全身副作用的同时还可发挥较好的抗肿瘤作用。

GIST 是一类由基因驱动的特殊类型肿瘤，其对传统放化疗不敏感，在 TKI 广泛应用之前，转移性 GIST 病人治疗选择有限且预后较差，5 年生存率仅约 10%。以伊马替尼为代表的靶向治疗药物的应用彻底改变了晚期 GIST 病人的治疗局面，极大地改善了 GIST 病人预后，也使得 GIST 成为肿瘤精准治疗的典范。

1. 治疗胃肠间质瘤的靶向药物有哪些？

伊马替尼是一种具有抗肿瘤活性的 TKI，是 GIST 中应用最早也是应用最为广泛的靶向药物。2001 年，B2222 研究结果显示，手术不可切除或复发转移的 GIST 病人使用伊马替尼 400mg/d 或 600mg/d 一线治疗可以改善预后，病人总体临床获益率达 84%，中位生存期为

57个月,但不同伊马替尼治疗剂量组病人治疗获益未见差异。该研究首次确立了伊马替尼400mg/d为转移性GIST一线治疗的地位,并证明基因突变对伊马替尼的疗效具有预测作用。基于此,美国食品药品监督管理局(Food and Drug Administration,FDA)在2002年通过快速通道批准了伊马替尼用于治疗复发转移/不可切除的晚期GIST。目前,国内外指南均推荐伊马替尼用于伴*KIT*或*PDGFRA*基因突变(除D842V突变)的不可切除/复发转移GIST的一线治疗,也用于此类基因突变GIST病人的术前治疗或术后辅助治疗。

舒尼替尼是一类更为广谱的TKI,对于*KIT*、*PDGFRA*、*VEGFR*、*FLT1*、*KDR*及*RET*等多种突变激酶均具有抑制作用。舒尼替尼是GIST的二线治疗药物,被用于伊马替尼治疗进展或无法耐受伊马替尼的不可切除/复发转移性GIST。瑞戈非尼是不可切除/复发转移性GIST的三线治疗药物,GRID研究表明瑞戈非尼用于伊马替尼和舒尼替尼治疗失败后的GIST可以延长中位生存时间,并且具有较好的安全性。瑞派替尼是一种酪氨酸激酶开关控制抑制剂,可广泛抑制*KIT*和*PDGFRA*突变激酶的活性。INVICTUS研究是一项双盲、随机、安慰剂对照Ⅲ期临床研究。研究双盲阶段,既往至少接受过伊马替尼、舒尼替尼和瑞戈非尼治疗的晚期GIST病人以2∶1随机接受瑞派替尼150mg每日1次或安慰剂治疗。INVICTUS结果显示,瑞派替尼中位PFS为6.3个月,而安慰剂组中位PFS仅1.0个月。目前瑞派替尼被CSCO指南推荐用于复发转移GIST的四线治疗;NCCN指南推荐对于二线舒尼替尼治疗不耐受的GIST病人,可考虑换用瑞派替尼治疗。

*PDGFRA*基因第18号外显子D842V突变所导致的GIST是一种特殊的亚型,病人对伊马替尼、舒尼替尼、瑞戈非尼及瑞派替尼等药物原发耐药,阿伐替尼是针对此类人群设计的一款靶向药物。一项临床试验显示,阿伐替尼用于治疗携带*PDGFRA* D842V突变的不

可切除/复发转移性 GIST，56 例病人中 5 例完全缓解(8.9%)、44 例部分缓解(78.6%)、7 例病情稳定(12.5%)。此外，阿伐替尼对于携带 *PDGFRA* 基因 18 号外显子其他突变的 GIST 也展现出较好的活性。因此，目前阿伐替尼被批准用于治疗携带 *PDGFRA* 外显子 18 突变(包括 D842V 突变)的不可切除或复发转移性 GIST。

此外，拉罗替尼和恩曲替尼是针对 *NTRK* 融合基因的靶向药物，相关临床试验表明拉罗替尼和恩曲替尼对伴 *NTRK* 融合基因的实体瘤具有良好的抗肿瘤效果，因此这两类药物已被 FDA 批准用于治疗包括 GIST 在内伴有 *NTRK* 融合基因的实体肿瘤。

2. 确诊了胃肠间质瘤，哪些情况应先服用靶向药物而非直接手术？

外科手术联合靶向药物治疗是 GIST 的标准治疗模式，GIST 病人有可能会认为一经发现并确诊的 GIST 就应该立即切除，以解除心头大患。但是对于一些特殊情况，GIST 专病医师却往往会建议病人先服用靶向药物进行术前治疗，再行外科手术。①术前评估难以达到完整切除者；②肿瘤体积巨大(直径>10cm)，预估术中破裂风险大，可能造成播散者；③特殊部位肿瘤者，如低位直肠、十二指肠及食管胃结合部等，手术易损伤重要脏器功能；④术前预估需要多脏器联合切除者；⑤虽然肿瘤可以切除，但是估计手术风险较大，术后复发率和死亡率均较高的原发性 GIST 病人。

通过术前治疗，希望达到以下目的：①减小肿瘤体积，降低临床分期；②降低术中破裂风险，减少术中播散可能；③保留重要脏器的结构和功能，如保留肛门，避免永久性肠造口；④缩小手术范围，避免不必要的联合脏器切除，降低手术风险。华中科技大学同济医学院附属协和医院牵头的全国多中心研究评估了伊马替尼用于低位直肠 GIST 术前治疗的效果，结果显示部分缓解(partial response，PR)率高达 75.0%，可有效缩小直肠 GIST 肿瘤大小、提高完整切除率和保肛率。

3. 胃肠间质瘤术前治疗有哪些靶向药物可供选择?

目前国内外指南推荐用于 GIST 术前治疗的靶向药物包括 2 种:伊马替尼和阿伐替尼。对于携带 *KIT* 基因第 11、13、17 号外显子或 *PDGFRA* 基因第 12、14 号外显子突变的 GIST 病人,术前治疗推荐使用伊马替尼 400mg/d;对于拟行术前治疗的 *KIT* 第 9 号外显子原发突变 GIST 病人,可考虑选择高剂量伊马替尼(600~800mg/d)治疗;对于伊马替尼不敏感的 *PDGFRA* 外显子 18 突变(包含 D842V 突变)病人,推荐使用阿伐替尼行术前治疗。

4. 术前治疗需要进行哪些准备?疗效评估如何评价?

准备行靶向药物术前治疗的 GIST 病人往往需要进行一些检查,以评估肿瘤状态并帮助选择药物种类及初始剂量。术前治疗前应行活检以明确 GIST 病理学诊断,推荐行基因检测以排除原发耐药类型并合理选择治疗药物。此外,术前治疗开始前应进行影像学检查(CT 增强扫描、MRI 或 PET/CT),以评估肿瘤基线大小等情况。

GIST 病人在进行术前治疗 2 周后即可通过 CT 增强扫描、MRI、PET/CT 检查进行疗效评估。CT 增强扫描对肿瘤密度变化的判断具有较好的效果,其对于肿瘤大小的测量及与重要血管、脏器的关系评估具有独特的优势,是目前 GIST 病人术前治疗期间最常用的疗效判断工具。而 MRI 则对肝脏转移病灶的判断更加敏感、准确。PET/CT 检查可在开始服药的数天内出现检查结果改变(如肿瘤密度减少),有助于早期检测药物疗效,筛选出对伊马替尼不敏感的病人,对于突变类型不明确的 GIST 病人显得尤为重要;此外,PET/CT 可很好地判断肿瘤的代谢活性,评估病人全身状况,但由于其价格相对昂贵,因此临床工作中不作为常规选择。建议 GIST 病人在术前治疗期间应 2~3 个月进行一次影像学检查以评估治疗效果。

5. 术前治疗多久后可考虑手术?

对于行伊马替尼术前治疗的 GIST 病人,一般认为在 6~12 个月的治疗后再施行手术比较适宜。过短时间的术前治疗不能达到良好的疗效,而过度延长治疗时间则可能会导致继发性耐药。鉴于每个病人的肿瘤位置、大小、分期、药物疗效、药物不良反应、病人自身状态和合并疾病情况等多个影响手术的因素可能存在差异,术前治疗的时限也应考虑病人的个体化因素。在术前治疗期间应每 2~3 个月行影像学检查评估病情变化及治疗效果,不敏感的基因类型需要缩短复查时间,以避免治疗无效的 GIST 出现快速进展;当病人连续两次影像学检查发现肿瘤不再退缩时,可认为治疗已达到最大效应,此时即为手术最佳时机,但并非所有病人都需等待至治疗最大效应时再手术,预计肿瘤可以完整切除同时又不影响脏器功能也可考虑手术治疗。

6. 胃肠间质瘤病人术后都需要接受辅助治疗吗?

对于行完整切除术后的 GIST 病人,辅助治疗应根据肿瘤部位、危险度分级、有无肿瘤破裂、基因分型及术后恢复情况等因素决定。外科手术切除后危险度分级为极低危或低危的 GIST 病人术后复发概率低,绝大多数并不需要行伊马替尼辅助治疗,定期复查即可。对于术后危险度分级为中高危的病人,需要给予伊马替尼辅助治疗以降低复发风险。研究显示伊马替尼可有效改善 GIST 病人术后无复发生存率,3 年辅助治疗可显著延长总生存期。推荐符合适应证的 GIST 病人术后 3~6 周开始行伊马替尼辅助治疗,建议伊马替尼剂量为 400mg/d,在治疗期间可根据病人的不良反应酌情调整药物剂量。

KIT/PDGFRA 基因突变类型会影响辅助治疗疗效。*KIT* 第 11 号外显子突变辅助治疗获益明确,推荐行辅助治疗。*KIT* 第 9 号外显子

突变与野生型 GIST 辅助治疗能否获益存在争议。*PDGFRA* D842V 突变者对伊马替尼原发耐药，伊马替尼辅助治疗不获益，能否应用阿伐替尼进行辅助治疗尚缺乏证据。

7. 高危胃肠间质瘤病人已服用 3 年伊马替尼，是否还需继续服用？

伊马替尼辅助治疗的最终时限尚无统一结论，依据现有循证医学证据和专家共识，推荐非胃（主要为小肠、结直肠）来源的中危 GIST 辅助治疗 3 年，胃来源的 GIST 辅助治疗 1 年，高危 GIST 辅助治疗至少 3 年，肿瘤破裂病人存在更高的复发风险，伊马替尼辅助治疗时间可适当延长。

对于高度复发风险的 GIST，研究显示术后伊马替尼辅助治疗 3 年对比 1 年的 3 年无复发生存率分别为 86.6% 和 60.1%，故推荐高危病人（无论肿瘤原发部位）伊马替尼 400mg/d 辅助治疗 3 年。但研究也观察到在停止伊马替尼辅助治疗后，病人的复发率出现明显升高的趋势，伊马替尼辅助治疗 3 年对于部分高危病人或许并不足够。进一步延长伊马替尼辅助治疗时间是否有助于改善病人预后仍缺乏高质量的前瞻性随机对照研究结果。中国回顾性分析显示延长辅助治疗时间可能获得更高的无复发生存率，美国的一项前瞻性单臂研究显示中高危 GIST 病人接受伊马替尼辅助治疗 5 年的无复发生存率达到 90%，但辅助治疗最终时间的确认仍需等待进一步的随机对照研究结果。

8. 胃肠间质瘤病人服用伊马替尼时有何注意事项？

GIST 病人服用伊马替尼时有以下注意事项：①每天口服 1 次，最好固定服药时间，推荐餐中服用，并饮一杯水，使胃肠道紊乱的风险降到最低；②服药期间避免食用葡萄柚、阳桃（杨桃）和塞维利亚柑橘以及其相应的果汁；③服药期间应动态监测血常规及肝肾功能，并监测体重变化，用药第 1 个月最好每周复查 1 次，第 2 个月可每 2 周复查 1 次；④如出现药物漏服的情况，若发现较早，可尽快服用同等剂量，如果快到下一次服药时间，则跳过已错过的服药，不可一次服用两次的剂量。

伊马替尼主要不良反应表现为疲劳、中性粒细胞减少、血小板减少、皮疹、贫血、头痛、水肿、恶心呕吐、腹泻等，少见不良反应包括肝肾功能影响、肺间质损伤等。药物不良反应分级依据常见不良事件评价标准（Common Terminology Criteria for Adverse Events，CTCAE）分级评定，对于 1~2 度不良反应，可仅行对症处理，治疗药物剂量无须调整；3 度及以上不良反应需紧急处理并需要降低药物剂量甚至终止药物治疗。不良反应的具体处理方法详见第八章。

前沿进展

日本东京国立癌症中心医院 Yoshitaka Honma 教授等于 2022 年 9 月在肿瘤学顶级期刊 *Annals of Oncoloy* 发布了新型靶向药物 TAS-116 用于治疗晚期 GIST 的Ⅲ期临床试验数据（CHAPTER-GIST-301 研究）。该研究共纳入 2018 年 10 月至 2020 年 4 月期间晚期三线治疗失败（伊马替尼、舒尼替尼及瑞戈非尼进展）的 GIST 病人 86 例，双盲随机分组后，58 例接受 160mg/d TAS-116 治疗，28 例接受安慰剂治疗。结果显示，TAS-116 组病人中位 PFS 为 2.8 个月，而安慰剂组为 1.4 个月，差异具有统计学意义（HR=0.51，95% *CI*：0.30~0.87，*P* =0.006）；此外，安慰剂组中有 17 例病人交叉至接受 TAS-116 治疗，中位 PFS 可达 2.7 个月，表明这部分病人也可获得生存获益。在不良反应方面，TAS-116 主要的治疗相关不良事件是腹泻和食欲下降，且大多数为 2~3 级，可通过简单干预后改善。因此，该研究提出对于标准 TKI 难治的晚期 GIST 病人，TAS-116 可显著改善病人预后，安全性良好。

TAS-116 是一种口服热激蛋白 90（heat shock protein 90，HSP90）抑制剂，通过竞争性结合 ATP 口袋抑制 HSP90 的功能，从而降解下游蛋白，抑制下游蛋白的信号转导，诱导肿瘤细胞死亡。HSP90 抑制剂自 20 世纪 90 年代即已进入临床研究阶段，由于 HSP90 蛋白独特的功能，部分 HSP90 抑制剂可能存在潜在毒性，既往的 AUY922、IPI-504 等 HSP90 抑制剂均由于副作用过大或未达预期效果而终止临床试验。CHAPTER-GIST-301 研究为 TAS-116 在 GIST 中的应用提供了较高级别的临床证据，但需要注意的是，TAS-116 单药治疗效果仍然有限，其与现有的 TKI 联用是值得研究的方向。

（张　鹏　曾祥宇）

参考文献

[1] WANG D，ZHANG Q，BLANKE C D，et al. Phase Ⅱ trial of neoadjuvant/adjuvant imatinib mesylate for advanced primary and metastatic/recurrent operable gastrointestinal stromal tumors：long-term follow-up results of Radiation Therapy Oncology Group 0132 [J]. Ann Surg Oncol，2012，19(4)：1074-1080.

[2] RUTKOWSKI P，GRONCHI A，HOHENBERGER P，et al. Neoadjuvant imatinib in locally advanced gastrointestinal stromal tumors（GIST）：the EORTC STBSG experience [J]. Ann Surg Oncol，2013，20(9)：2937-2943.

[3] GROTZ T E，DONOHUE J H. Surveillance strategies for gastrointestinal stromal tumors [J]. J Surg Oncol，2011，104(8)：921-927.

[4] YANG W，YU J，GAO Y，et al. Preoperative imatinib facilitates complete

resection of locally advanced primary GIST by a less invasive procedure [J]. Med Oncol, 2014, 31(9): 133.

[5] 陈斯乐,宋武,彭建军,等.局限进展期胃肠间质瘤行伊马替尼术前辅助治疗23例疗效分析[J].中国实用外科杂志,2018,38(5): 546-550.

[6] DEMATTEO R P, BALLMAN K V, ANTONESCU C R, et al. Adjuvant imatinib mesylate after resection of localised, primary gastrointestinal stromal tumour: a randomised, double-blind, placebo-controlled trial [J]. Lancet, 2009, 373(9669): 1097-1104.

[7] LI J, GONG J F, WU A W, Shen L. Post-operative imatinib in patients with intermediate or high risk gastrointestinal stromal tumor [J]. Eur J Surg Oncol, 2011, 37(4): 319-324.

[8] JOENSUU H, ERIKSSON M, SUNDBY HALl K, et al. One vs three years of adjuvant imatinib for operable gastrointestinal stromal tumor: a randomized trial [J]. JAMA, 2012, 307(12): 1265-1272.

[9] WU X, LI J, XU W, et al. Postoperative imatinib in patients with intermediate risk gastrointestinal stromal tumor [J]. Future Oncol, 2018, 14(17): 1721-1729.

[10] CORLESS C L, BALLMAN K V, ANTONESCU C R, et al. Pathologic and molecular features correlate with long-term outcome after adjuvant therapy of resected primary GI stromal tumor: the ACOSOG Z9001 trial [J]. J Clin Oncol, 2014, 32(15): 1563-1570.

[11] LIN J X, CHEN Q F, ZHENG C H, et al. Is 3-years duration of adjuvant imatinib mesylate treatment sufficient for patients with high-risk gastrointestinal stromal tumor? A study based on long-term follow-up [J]. J Cancer Res Clin Oncol, 2017, 143(4): 727-734.

[12] RAUT C P, ESPAT N J, MAKI R G, et al. Efficacy and tolerability of 5-year adjuvant imatinib treatment for patients with resected intermediate- or high-risk primary gastrointestinal stromal tumor: the PERSIST-5 clinical trial [J]. JAMA Oncol, 2018, 4(12): e184060.

[13] KUROKAWA Y, HONMA Y, SAWAKI A, et.al. Pimitespib in patients with advanced gastrointestinal stromal tumor (CHAPTER-GIST-301): a randomized, double-blind, placebo-controlled phase Ⅲ trial [J]. Ann Oncol, 2022, 33 (9): 959-967.

第八章

靶向药物常见不良反应及处理

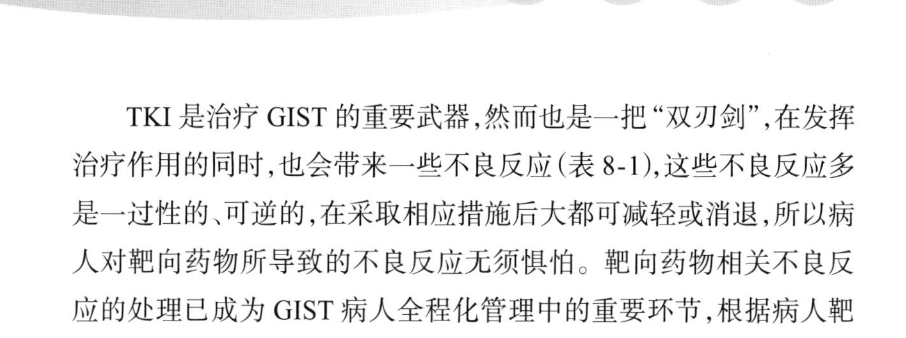

TKI 是治疗 GIST 的重要武器，然而也是一把“双刃剑”，在发挥治疗作用的同时，也会带来一些不良反应（表 8-1），这些不良反应多是一过性的、可逆的，在采取相应措施后大都可减轻或消退，所以病人对靶向药物所导致的不良反应无须惧怕。靶向药物相关不良反应的处理已成为 GIST 病人全程化管理中的重要环节，根据病人靶向药物治疗目的、疗效、耐受程度以及不良反应类型和严重程度，进行综合评估并及时、有效地干预也是重中之重。这将会进一步提高病人治疗依从性，从而保证靶向药物治疗疗效，最终提高 GIST 病人生命质量。

表 8-1 TKI 的常见不良反应（≥3 级且发生率≥1%）

不良反应	伊马替尼	舒尼替尼	瑞戈非尼	阿伐替尼	瑞派替尼
水肿	+++	–	–	+++	+
高血压	–	+	++	–	+
恶心	++	+	+	++	+
呕吐	+	+	+	+	+

续表

不良反应	伊马替尼	舒尼替尼	瑞戈非尼	阿伐替尼	瑞派替尼
腹痛	++	–	+	+	+
腹泻	++	+	+	+	+
脱发	+	+	+	–	–
皮疹	+	+	+	+	–
手足皮肤反应	–	+	++	–	–
贫血	+	+	++	++	–
中性粒细胞减少	+	+	+	+	–
血小板减少	–	+	+	+	–
甲状腺功能减退	–	++	–	–	–

注:“+”的数量越多代表发生的概率越大;“–”代表几乎不可能发生或尚无数据。

1. 服用靶向药物出现水肿和水钠潴留怎么处理?

GIST病人服用靶向药物时,水肿和水钠潴留是最常见的不良反应。水肿发生的部位又以眼眶最为常见,且多在清晨起床之时最为明显。水钠潴留则是指过多的水分和钠盐在体内储存,严重时会发生胸腔积液、腹水和肺水肿。如果仅出现颜面部轻中度水肿,未伴有其他部位水肿,则多为自限性,通常无须特殊处理;对于全身性或周围性水肿病人,若出现1周内体重增加超过2kg的现象,那么日常饮食就需要减少食盐的摄入,必要时应在医生指导下服用利尿药物减轻水肿反应;对于严重的水钠潴留,尤其是发生心包积液、肺水肿的病人须立即就医,暂停服用靶向药物,直至水肿消失,再视情况重新服药。

2. 服用靶向药物发生高血压怎么处理?

GIST 病人服用靶向药物后可能发生高血压,通常表现为头痛、头晕、心悸、疲劳等症状。对于接受舒尼替尼或瑞戈非尼治疗的病人,在服用药物前需进行血压监测,且在服药期间应每周定期监测血压并控制食盐的摄入。对于此类病人,多建议血压控制在收缩压<140mmHg,舒张压<90mmHg。对于发生 2 级高血压(收缩压 140~159mmHg 或舒张压 90~99mmHg)的病人,可单独使用血管紧张素转化酶抑制剂(如卡托普利、培哚普利等)或血管紧张素Ⅱ受体阻滞剂(如缬沙坦、伊贝沙坦等);对于发生 3 级高血压(收缩压≥160mmHg 或舒张压≥100mmHg)的病人,应暂停服用靶向药物治疗,待高血压症状消失或血压控制平稳后再恢复原剂量靶向药物治疗,而如果再次发生 3 级高血压,则需减少靶向药物剂量;对于发生 4 级高血压(危及生命的高血压,如高血压危象、恶性高血压等)的病人,需停止服用靶向药物。

3. 服用靶向药物出现消化道症状怎么处理?

GIST 病人服用靶向药物后可能出现包括恶心、呕吐、食欲减退、腹泻等消化道症状。为避免出现上述消化道不良反应,建议病人按照正确的方法服用靶向药物,一般在进餐时服药,且服用后半小时内喝一杯温白开水。大多数消化道不良反应为轻度且多为自限性或一过性。轻度消化道不良反应时,只需清淡饮食,食用面条、稀饭等易消化食物,避免进食油腻及辛辣食物。而对于发生重度恶心、呕吐病人,需减量或停用靶向药物,必要时可使用 5-羟色胺受体拮抗剂等药物处理,待症状缓解后再恢复靶向药物治疗;对腹泻严重的病人,建议停用靶向药物治疗,可使用蒙脱石散剂或洛哌丁胺等止泻药物治疗,避免因严重腹泻导致脱水,待症状缓解后恢复靶向药物治疗。

4. 服用靶向药物出现皮肤毒性怎么处理?

GIST 病人服用靶向药物较常见的皮肤毒性反应包括皮疹和手足皮肤反应等。皮疹多表现为红斑或斑丘疹,常累及上肢或者躯干部。多数皮疹均为轻度,无须治疗即可自行消退。对于中度的皮疹,可口服抗组胺药物及局部使用皮质激素类软膏等进行对症治疗。较为严重的皮疹可短期服用糖皮质激素治疗。值得注意的是,皮疹可演变为全身广泛的剥脱性皮炎,表现为大面积皮肤破溃脱皮,此时应停止服用靶向药物,及时就诊。发生手足皮肤反应的病人通常在最开始表现为手掌及脚底部位触物感疼痛,随着病程发展,又会产生界限清楚的红斑和类似伤口愈合时的烧灼样疼痛。因此,病人应尽量避免皮肤划伤、摩擦,穿厚软的袜子及厚底舒适的鞋子,使用尿素软膏涂抹保持皮肤湿润,必要时可口服止痛药或局部注射麻醉药利多卡因缓解疼痛。

5. 服用靶向药物导致血液学不良反应怎么处理?

GIST 病人服用靶向药物后较常见的血液学不良反应包括贫血、中性粒细胞减少、血小板减少等。所发生不良反应的程度与服用靶向药物的剂量相关,生活中常表现为面色苍白、乏力,以及较为频繁地出现感冒发热。血液学不良反应多数程度较轻者可自行恢复,少数程度严重者需要减少药物剂量或者短期中断治疗,并采取对症治疗,防止感染和出血的发生。对于轻度贫血者,可多进食一些富含铁质的补血食物,如动物内脏、阿胶、红枣、牛羊肉等,中重度贫血者需前往医院根据病因治疗。对于发生轻度中性粒细胞减少或者轻度血小板减少的病人,无须特殊处理。对于发生中重度中性粒细胞减少的病人,可给予粒细胞集落刺激因子治疗。对于发生中重度血小板减少的病人,可给予重组人促血小板生成素或重组人白介素-11,同时暂停靶向药物治疗。总之，病人在服用靶向药物期间应定期监测血常规，以便及时调整药物剂量或暂停治疗。

6. 服用靶向药物发生甲状腺功能减退怎么处理?

GIST病人服用靶向药物后可能会出现不同程度的甲状腺功能减退，常有怕冷、便秘和乏力等不适，严重时可表现为黏液性水肿及昏迷等，这些症状通常在靶向药物治疗后1~2周开始发生，伴随着服用靶向药物时间的延长，上述症状发生的概率也随之增加。因此，GIST病人应当在使用靶向药物治疗前行甲状腺功能基线检查，治疗后每隔2~3个月再行甲状腺功能检查。在使用靶向药物中所有发生甲状腺功能减退或亚临床甲状腺功能减退的病人都可服用左甲状腺素钠进行替代治疗，治疗目标是促使甲状腺功能减退症状和体征消失，将血清促甲状腺激素、总甲状腺素、游离甲状腺素维持在正常范围。

前沿进展

GIST病人所服用的TKI作用机制为抑制位于细胞膜上的受体型酪氨酸激酶，阻碍该受体与相应的配体结合发生自磷酸化激活自身酪氨酸激酶活性。受体型酪氨酸激酶主要包括*VEGFR*、*PDGFR*、*RGFR*等，TKI引起的不良反应与其作用机制密切相关。

最新研究表明眼周水肿的发生机制是由于眼周软组织中的表皮样树突状细胞表面可表达*KIT*和*PDGFR*，TKI通过抑制*PDGFR*降低间质压力并增加毛细血管转运活性导致水肿。2020年中山大学第一附属医院张信华教授团队招募了该院2017年7月至2018年12月期间接受1个月以上伊马替尼治疗的GIST病人共307名，在此类病人接受同等剂量伊马替尼治疗24小时后，进行血药浓度监测并收集相关不良反应数据。结果显示：肢体水肿、贫血与GIST病人伊马替尼血药浓度显著相关，而恶心、呕吐、腹泻和结膜充血等症状与其相关性并不显著。另外，有研究对药物靶点、膜转运体的遗传多态性和副作用的关系进行探讨，通过对118例GIST病人的*KIT*、*PDGFRA*突变检测及种系多态性的基因分型结果分析，发现*EGFR*、*SLC22A1*基因与结膜出血显著相关，而*SLC22A5*和*ABCB1*基因则与伊马替尼诱导的眼睑水肿相关。此外，有文献报道皮疹与TKI的药理作用相关，而非过敏引起，但目前发生机制尚不明确。

（曾祥宇）

参考文献

[1] 中国抗癌协会肿瘤临床化疗专业委员会，中国抗癌协会肿瘤支持治疗专业委员会. 肿瘤药物治疗相关恶心呕吐防治中国专家共识(2019年版)[J/CD]中国医学前沿杂志：电子版，2019，11(11)：16-26.

[2] DEMETRI G D，REICHARDT P，KANG Y K，et al. Effcacy and safety of regorafenib for advanced gastrointestinal stromal tumours after failure of imatinib and sunitinib（GRID）：an international，multicentre，randomised，placebo-controlled，phase 3 trial [J]. Lancet，2013，381（9863）：295-302.

[3] BLAY J Y，SERRANO C，HEINRICH M C，et al. Ripretinib in patients with advanced gastrointestinal stromal tumours（INVICTUS）：a double-blind，randomised，placebo-controlled，phase 3 trial [J]. Lancet Oncol，2020，21（7）：923-934.

[4] YUAN A，KURTZ S L，BARYSAUSKAS C M，et al. Oral adverse events in cancer patients treated with VEGFR-directed multitargeted tyrosine

kinase inhibitors [J]. Oral Oncol, 2015, 51 (11): 1026-1033.

[5] DEMETRI G D, VAN OOSTEROM A T, GARRETT C R, et al. Efficacy and safety of sunitinib in patients with advanced gastrointestinal stromal tumour after failure of imatinib: a randomised controlled trial [J]. Lancet, 2006, 368 (9544): 1329-1338.

[6] KOLLMANNSBERGER C, BJARNASON G, BURNETT P, et al. Sunitinib in metastatic renal cell carcinoma: recommendations for management of noncardiovascular toxicities [J]. Oncologist, 2011, 16(5): 543-553.

[7] VERWEIJ J, CASALI P G, ZALCBERG J, et al. Progression-free survival in gastrointestinal stromal tumours with high-dose imatinib: randomised trial [J]. Lancet, 2004, 364 (9440): 1127-1134.

[8] JOSEPH C P, ABARICIA S N, ANGELIS M A, et al. Optimal avapritinib treatment strategies for patients with metastatic or unresectable gastrointestinal stromal tumors [J]. Oncologist, 2021, 26 (4): e622-e631.

[9] BLANKE C D, RANKIN C, DEMETRI G D, et al. Phase Ⅲ randomized, intergroup trial assessing imatinib mesylate at twodose levels in patients with unresectable or metastatic gastrointestinal stromal tumors expressing the kit receptor tyrosine kinase: S0033 [J]. J Clin Oncol, 2008, 26 (4): 626-632.

[10] CASTAMAN G, PIERI L. Management of thrombocytopenia in cancer [J]. Thromb Res, 2018, 164 (4): S89-S93.

[11] 中华医学会内分泌学分会. 成人甲状腺功能减退症诊治指南 [J]. 中华内分泌代谢杂志, 2017, 33 (2): 167-180.

[12] DEININGER M W, O’BRIEN S G, FORD J M, et al. Practical management of patients with chronic myeloid leukemia receiving imatinib [J]. J Clin Oncol, 2003, 21 (8): 1637-1647.

[13] XIA Y, CHEN S, ZHANG X, et al.Correlations between imatinib plasma trough concentration and adverse reactions in Chinese patients with gastrointestinal stromal tumors [J]. Cancer, 126 (S9): 2054-2061.

第九章

血药浓度监测

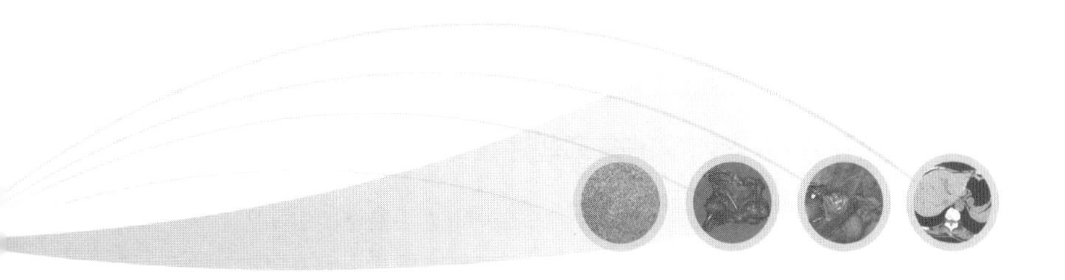

GIST 靶向治疗药物的药物代谢情况与病人临床疗效和不良反应显著相关，但由于靶向药物药动学个体差异大，病人对药物的响应程度不尽一致，部分病人可能因药物暴露量过低导致耐药发生或疾病进展，或是不良反应重影响病人服药依从性。通过进行血药浓度监测，可以进一步利用定量药理模型，以药物治疗窗为基准，制订适合病人的个体化给药方案，从而可以帮助指导 GIST 病人用药，提高病人依从性，改善不良反应进而取得更好的临床疗效，对 GIST 病人具有重要临床意义。目前国内外 GIST 靶向药物血药浓度的研究资料主要集中在伊马替尼和舒尼替尼。

1. 胃肠间质瘤病人为什么要进行伊马替尼血药浓度监测?

监测伊马替尼血药浓度的目的主要有以下三点：①帮助判断临床疗效。血浆药物浓度是影响临床疗效的重要因素，如果药物浓度达不到有效浓度，那么疾病可能很快发生进展。②协助缓解不良反应。对于服用伊马替尼产生不良反应较重而无法耐受的病人，医师可通过血药浓度监测了解伊马替尼血药浓度水平，判断是否达到有效浓度，如血药浓度显著升高，病人可在医师指导下将药物剂量适当下调，在保证临床疗效同时可降低剂量相关的不良反应发生率，获得生活质量与用药体验的改善。③提高病人服药依从性。伊马替尼需要长期服用，常导致病人依从差，不按时服药甚至漏服药影响治疗效果。因此，医师怀疑病人服药依从性差时可考虑血药浓度监测，方便进一步指导用药。

2. 伊马替尼血药浓度监测前有哪些注意事项？

血药浓度监测前应关注以下问题：①应注意监测时机。对于首次服用或停药后开始服用伊马替尼的 GIST 病人，连续服药 4 周后血药浓度将会趋于稳定状态。因此，推荐连续规律服用相同剂量伊马替尼 1 个月以上的病人进行血药浓度的监测。②应固定服药与采血时间。若病人拟进行血药浓度监测，应固定每天的服药时间（如每日上午 8:00 服药，或每日中午 12:00 服药），避免由于服药不规律造成浓度波动。一般建议在浓度监测当天服药前 0.5~2 小时采集 3~5ml 外周静脉血检测。例如病人规律中午 12:00 服药，可在第 2 天上午 10:00~11:30 抽血检查。③注意当日饮食。监测浓度前避免高脂饮食，切忌大量饮水，以免影响结果准确性。监测浓度前高脂饮食可能导致监测误差增加，过量饮水容易造成血液稀释，均会影响检测结果。④特殊情况说明。近期的服药情况、合并用药情况以及其他情况应及时记录，以便于临床医师或药师对血药浓度结果正确解读。

3. 影响伊马替尼血药浓度的因素都有哪些？

影响伊马替尼血药浓度的因素主要包括病人生理学变化、肿瘤切除部位、饮食以及同时服用与伊马替尼存在相互作用的药物等。与健康成人相比，肿瘤病人会出现一些生理学变化，如血细胞比容降低、白蛋白降低和肾小球滤过率降低，这会影响伊马替尼在体内的代谢情况。胃液 pH 值是影响伊马替尼吸收的重要因素，伊马替尼在 pH 值<5.5 的条件下可更快速地溶解、更加稳定且更易被吸收。有研究表明行胃大部切除术或全胃切除术的病人伊马替尼血药浓度可能较低，这可能是由于胃大部切除后，胃酸分泌不足，消化液的 pH 值升高所致。GIST 病人服用伊马替尼期间应尽量避免食用葡萄柚、阳桃（杨桃）和塞维利亚柑橘以及相应的果汁饮品，这些食物中富含 CYP3A4 抑制剂，能够抑制 CYP3A4 酶的活性，从而抑制伊马替尼的代谢，导致伊马替尼血药浓度升高，增加发生药物不良反应的风险。许多药物都会影响伊马替尼血药浓度，常见升高伊马替尼血药浓度药物有阿瑞匹坦、克拉霉素、红霉素、依曲康唑、酮康唑等；降低伊马替尼血药浓度药物有奥美拉唑、卡马西平、地塞米松、苯巴比妥、苯妥英钠、利福布汀等。因此对于合并有基础疾病的病人需要更加注重血药浓度监测。

4. 胃肠间质瘤病人伊马替尼血药浓度与不良反应的相关性？

对于伊马替尼治疗不良反应严重的病人，可以进行药物浓度监测以协助指导药物治疗剂量调整。病人伊马替尼血药浓度过高会造成白细胞计数降低和肝功能损伤等，绝大多数不良反应为轻-中度，多在治疗前两年出现，支持治疗即可缓解。水肿、皮疹等不良反应较为常见，GIST 病人严重皮疹发生率随剂量增加而增加，严重者应立即停药给予积极治疗，并尝试从低剂量开始恢复治疗。因此，针对病人的个体情况，进行伊马替尼血药浓度监测，为不同病人制定个性化给药方案。在保证药物疗效的同时，最大限度地减少不良反应的发生或许是 GIST 靶向药物精准治疗的未来重要发展方向。

5. 胃肠间质瘤病人血药浓度与预后有无相关性？

2009 年 B2222 研究对服用伊马替尼治疗不可切除或转移的晚

期 GIST 病人进行了血药浓度检测，研究者分析了 5 年中每天服用伊马替尼 400mg 的病人。在 63 个月的随访过程中，亚组分析证实如果 GIST 病人血浆伊马替尼浓度低于 1 100ng/ml，临床疗效降低，疾病很快进展，这首次提示伊马替尼血药浓度与晚期 GIST 预后紧密相关。伊马替尼的血药浓度达到一个阈值对于药物发挥疗效、保证临床获益是必要的，同时也为监测血药浓度、指导临床用药和判断预后提供了理论基础。随后多项研究也证实伊马替尼血药浓度与晚期 GIST 预后密切相关。因此，国内外多项 GIST 指南及专家共识中均推荐针对部分 GIST 病人监测伊马替尼血药浓度，包括伊马替尼治疗期间肿瘤控制不佳的晚期 GIST 病人，特别是 *KIT* 外显子 9 原发突变的病人，考虑可能是伊马替尼剂量不足或浓度不够。但伊马替尼血药浓度与辅助治疗的 GIST 病人预后是否相关并不明确。笔者所在单位发现对于中国人群术后辅助治疗的高危 GIST 病人，血药浓度水平（1 100ng/ml）与病人的无复发生存率无关，并非影响预后的关键浓度，因此对于术后辅助治疗阶段的 GIST 人群合适的阈值浓度仍需进一步探索。

6. 胃肠间质瘤病人如何正确面对伊马替尼药物相互作用？

伊马替尼代谢在肝脏通过 CYP3A 酶系进行，与很多药物都存在相互作用，可能导致伊马替尼和作用药物疗效降低或不良反应加重。应从以下三个方面正确面对药物相互作用：①服药前咨询医师或药师伊马替尼可能存在的药物相互作用，做到心中有数；②若明确药物相互作用对伊马替尼有影响时，请定期监测伊马替尼血药浓度变化并评估治疗效果，避免由于相互作用导致疗效降低；③合并用药发生不适时请及时就医或咨询医师及时处理。笔者将从已报道的存在相互作用进行分析列举（表 9-1），希望对指导 GIST 病人安全合理用药有所帮助。

表 9-1　常见受伊马替尼影响血药浓度的药物

疾病/症状	药物	注意事项
上呼吸道感染/发热	复方对乙酰氨基酚片、复方氨酚烷胺片/胶囊(感康、快克)、酚麻美敏混悬液/片(泰诺)、氨酚伪麻美芬片Ⅱ/氨麻苯美片(白加黑)、感冒灵颗粒	应避免同时服药。伊马替尼抑制对乙酰氨基酚的葡萄糖醛酸化,存在关于伊马替尼和对乙酰氨基酚合用引起急性肝衰竭导致死亡的案例
消化性溃疡	质子泵抑制剂(奥美拉唑、兰索拉唑、埃索美拉唑等)	可影响伊马替尼的吸收,甚至使伊马替尼浓度降至治疗窗以下。如需长期合并使用质子泵抑制剂和伊马替尼者,建议定期监测伊马替尼血药浓度
高脂血症	洛伐他汀、辛伐他汀、阿托伐他汀	在不能避免伊马替尼和他汀类联合使用时,可选择药物相互作用少的瑞舒伐他汀、普伐他汀、氟伐他汀进行替代治疗
高血压	硝苯地平、氨氯地平、非洛地平、尼群地平等	伊马替尼可增加二氢吡啶类钙通道阻滞剂的血药浓度,可能增加不良反应如踝部水肿、直立性低血压等发生的风险,合并使用时应警惕相关不良反应
血管血栓栓塞	华法林、肝素	华法林和伊马替尼合用可能引起华法林利用度增高。需抗凝治疗的病人应加强国际标准化比值监测,或在必要时考虑给予肝素代替华法林
自身免疫病、器官移植状态	环孢素 A、他克莫司	伊马替尼抑制这两种药物代谢从而导致增加其血药浓度,由于此类药物治疗窗窄,合并用药时建议定期监测伊马替尼、环孢素 A、他克莫司血药浓度

注:中药成分复杂,服用中药后对伊马替尼疗效和不良反应的影响也不得而知,必要时可结合血药浓度监测。

前沿进展

如何基于血药浓度监测进一步指导 GIST 病人服用伊马替尼仍是目前的关注热点，血药浓度与不良事件（adverse event，AE）和治疗效果之间的关系仍然值得研究。

大阪大学医学研究所消化外科回顾性分析了 83 例 GIST 病人血药浓度范围与不良反应发生情况。所有入组病人均接受标准剂量为 400mg/d 的伊马替尼治疗，并在至少 3 个月后进行血药浓度检测。在此研究中，相关不良反应与伊马替尼血药浓度相关，尤其是水肿和疲劳的发生情况。而皮疹、脱发和瘙痒等过敏性 AE 与血药浓度高低无关。研究者还通过 ROC 分析研究了预测重度 AE 的最佳临界值，发现伊马替尼浓度高于 1 283ng/ml 可能是 3 级或更高等级 AE 的危险因素。建议可适当调整减少剂量，使病人继续伊马替尼治疗。研究者同时评估了转移性或不可切除的晚期 GIST 病人应用伊马替尼的血药浓度和无复发生存率之间的相关性，发现将伊马替尼血药浓度维持在≥917ng/ml 有利于提高病人的无复发生存率。该研究展现了伊马替尼血药浓度监测在 GIST 病人中临床实践的结果，强调了伊马替尼的血药浓度监测的可行性与必要性，建议将血药浓度监测纳入日常病人诊疗工作内容。这项研究为研究亚洲人群伊马替尼血药浓度与不良反应之间的联系提供了重要参考价值，但由于是回顾性单中心研究，不良事件的预测性生物标志物、遗传变异效应和不良事件之间的关联仍有待进一步大样本量研究，获取更高级别循证医学证据。

（周　红）

参考文献

[1] ZHUANG W, XIE J D, ZHOU S, et al. Can therapeutic drug monitoring increase the safety of Imatinib in GIST patients? [J]. Cancer Med, 2018, 7(2): 317-324.

[2] HOMPLAND I, BRULAND O S, UBHAYASEKHERA K, et al. Clinical implications of repeated drug monitoring of imatinib in patients with metastatic gastrointestinal stromal tumour [J]. Clin Sarcoma Res, 2016, 6: 21.

[3] XIA Y, CHEN S, LUO M, et al. Correlations between imatinib plasma trough concentration and adverse reactions in Chinese patients with gastrointestinal stromal tumors [J]. Cancer, 2020, 126(9): 2054-2061.

[4] YOO C, RYU M H, KANG B W, et al. Cross-sectional study of imatinib plasma trough levels in patients with advanced gastrointestinal stromal tumors: impact of gastrointestinal resection on exposure to imatinib [J]. J Clin Oncol, 2010, 28(9): 1554-1559.

[5] VAN LEEUWEN R W F, VAN GELDER T, MATHIJSSEN R H J, et al. Drug–drug interactions with tyrosine-kinase inhibitors: a clinical perspective [J]. Lancet Oncol, 2014, 15(8): e315-e326.

[6] GOMEZ-SAMANO M A, BAQUERIZO-BURGOS J E, CORONEL M F C, et al. Effect of imatinib on plasma glucose concentration in subjects with chronic myeloid leukemia and gastrointestinal stromal tumor [J]. BMC Endocr Disord, 2018, 18(1): 77.

[7] CHEN Y, DONG X, WANG Q, et al. Factors Influencing the Steady-State Plasma Concentration of Imatinib Mesylate in Patients With Gastrointestinal Stromal Tumors and Chronic Myeloid Leukemia [J]. Front Pharmacol, 2020, 11: 569843.

[8] FARAG S, VERHEIJEN R B, MARTIJN KERST J, et al. Imatinib Pharmacokinetics in a Large Observational Cohort of Gastrointestinal Stromal Tumour Patients [J]. Clin Pharmacokinet, 2017, 56(3): 287-292.

[9] DEMETRI G D, WANG Y, WEHRLE E, et al. Imatinib plasma levels are correlated with clinical benefit in patients with unresectable/metastatic gastrointestinal stromal tumors [J]. J Clin Oncol, 2009, 27(19): 3141-3147.

[10] WU X, LI J, ZHOU Y, et al. Relative Factors Analysis of Imatinib Trough Concentration in Chinese Patients with Gastrointestinal Stromal Tumor [J]. Chemotherapy, 2018, 63(6): 301-307.

[11] GEORGE S, TRENT J C. The role of imatinib plasma level testing in gastrointestinal stromal tumor [J]. Cancer Chemother Pharmacol, 2011, 67(1): S45-50.

[12] 杨琳希,汪明,徐润灏,等. 伊马替尼血药浓度监测在胃肠间质瘤患者全程化管理中的应用探索[J]. 中华胃肠外科杂志, 2019, 22(9): 841-847.

[13] 盛友纯,张强,陈铭,等. 细胞内伊马替尼浓度在胃肠道间质瘤耐药过程中的作用[J]. 中华普通外科学文献(电子版), 2020, 14(2): 84-88.

[14] 中华医学会外科学分会胃肠外科学组,中国医师协会外科医师分会胃肠道间质瘤诊疗专业委员会,中国临床肿瘤学会胃肠间质瘤专家委员会,等. 胃肠间质瘤全程化管理中国专家共识(2020 版)[J]. 中国实用外科杂志, 2020, 40(10): 1109-1119.

[15] 徐皓,马利林,徐为,等. 胃肠间质瘤患者服药前后监测伊马替尼血浆浓度意义的中国多中心研究[J]. 中华胃肠外科杂志, 2016, 19(11): 1271-1276.

[16] 中国药学会医院药学专业委员会,中国药理学会治疗药物监测研究专业委员会,《胃肠间质瘤靶向药物的治疗药物监测中国专家共识》编写组. 胃肠间质瘤靶向药物的治疗药物监测中国专家共识[J]. 中国医院药学杂志, 2021, 41(20): 2041-2049.

[17] 徐泽宽,徐皓. 甲磺酸伊马替尼血药浓度监测对指导胃肠间质瘤治疗及评估预后临床意义[J]. 中国实用外科杂志, 2015(4): 387-390.

[18] 万文泽,张鹏,曾祥宇,等.高危胃肠间质瘤患者辅助治疗中伊马替尼血药浓度特点及其相关临床分析[J].中华胃肠外科杂志,2019,22(9):848-855.

[19] TERANISHI R,TAKAHASHI T, NISHIDA T,et al. Plasma trough concentration of imatinib and its effect on therapeutic efficacy and adverse events in Japanese patients with GIST[J]. Int J Clin Oncol,2023,28(5):680-687.

第十章

随访与健康指导

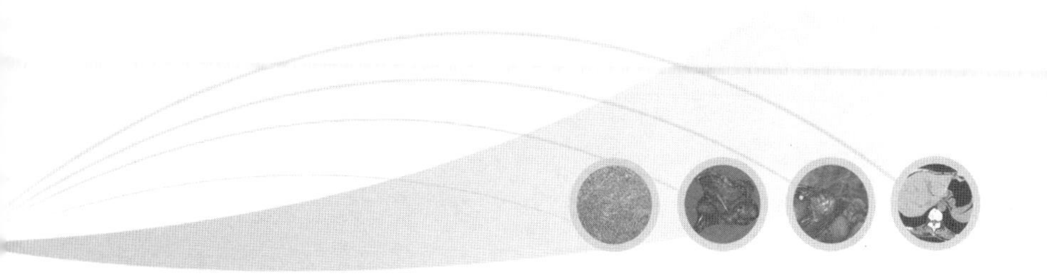

GIST具有复发和转移的潜在风险,因此定期复查和随访对于GIST病人十分必要。临床医师应根据病情所属阶段及肿瘤病理特征对GIST病人开展随访工作,并做到精准随访。随访数据能够展现GIST诊治的发展、评价治疗效果、协助科研、为医疗机构提供支持并更好地为GIST病人服务。

1. 胃肠间质瘤病人信息化管理有何作用?

实施GIST病人的病历信息化管理有助于临床医师总结诊治经验与教训,临床科研数据与资料的累积也有助于提高医院的诊疗和科研能力,而医疗体系的进步与完善更会有力推动GIST病人的个体化和精准化诊治,改善临床结局。建立科学高效的数据库是病历管理的基础。数据库收集信息字段应覆盖病人基本信息、诊断信息、病理信息、实验室及影像学检查结果、治疗方式和随访信息等方面,由专业人员及时录入病历信息并更新随访结果。除此之外,还可考虑增加影像图片及手术视频资料并建立肿瘤标本库,进一步丰富GIST病人数据库内容。GIST患友群和相关专业网站可有效增强医师与

GIST 病人的联系，提高随访效率；GIST 专病门诊的建立更是有助于 GIST 病人和临床医师深入的个体化交流，在有效提升数据库质量的同时加强 GIST 病人管理，有助于临床医师及时发现病情变化，积极处理临床不良事件。

2. 什么是随访？哪些胃肠间质瘤病人应列为随访的重点人群？

随访是指医师对曾就诊的病人以通信或其他的方式，进行定期了解病人病情变化和指导病人治疗的一种观察方法。所有的 GIST 病人都应接受规律的随访，部分 GIST 病人由于病情特殊，应作为随访的重点人群：①肿瘤未完整切除者。②肿瘤自发性破裂或医源性破裂者，术后应特别注意腹腔种植的发生。③野生型或靶向药物不敏感基因突变类型者。此类病人由于原发耐药或靶向药物治疗效果不佳，应作为随访重点人群并警惕术后肿瘤复发或转移。④改良 NIH 危险度分级为中危或高危者。⑤部分病人初始使用伊马替尼治疗有效，但 18~24 个月左右可能出现继发性耐药，表现为肿瘤进展或复发转移，因此在此期间应当密切随访。⑥服药依从性差者。

3. 完整切除术后的胃肠间质瘤病人应怎样随访？

GIST 诊疗中心应建立完整的 GIST 病人病历档案，并收集包括其基本信息、联系方式、影像学检查、实验室检查、手术信息、病理学诊断及基因检测、后续治疗等在内的资料。推荐各 GIST 诊疗中心使用统一规范化的随访模板，提高数据库质量。

对于行完整切除术后的原发 GIST 病人，应根据其危险度分级、基因突变类型及是否服用靶向药物等因素制定个体化的复查随访策略。通常推荐对低危病人术后每 6 个月进行复查，持续 5 年；对中、高危病人术后 3 年内每 3 个月复查，然后每 6 个月复查 1 次，直至 5 年，5 年后每年复查 1 次。复查项目应包括血常规、肝肾功能及腹盆腔影像学（CT 或 MRI 增强扫描）检查。正在接受靶向药物治疗的病人还可以考虑监测血药浓度。此外，有文献报道 GIST 病人发生肺癌等其他肿瘤的风险高于正常人群。因此，在 GIST 治疗进入平稳期时，随访过程还应重视第二肿瘤筛查。在对病情复杂病人的随访过程中，建议多学科诊疗团队紧密联系，对病人综合情况持续关注，以取得最佳综合治疗效果，使病人最大程度获益。

4. 胃肠间质瘤病人存在哪些常见的饮食误区？

俗话说“民以食为天”，好的饮食习惯为身体健康保驾护航，不良的饮食习惯难免会带来“病从口入”的麻烦。在临床诊疗过程中，我们发现 GIST 病人普遍存在营养不良风险，并且 GIST 术后危险度分级越高，其营养不良风险的发生率越高。这一方面是肿瘤本身带来的长期反复的消化道症状导致病人因厌食而进食量减少，以及肿瘤的快速生长使机体的消耗增加从而带来营养不良；另一方面则是由于很多 GIST 病人对疾病缺乏了解而盲目忌口，走入了饮食误区。

禽类食品的蛋白质氨基酸模式与人体蛋白质接近，是较为理想的蛋白质来源，属于优质蛋白质。海产品中富含硒、锌、钙、碘等丰富的微量元素，适当适量食用海产品可以提高机体免疫力。菌类不仅含有较多的蛋白质、碳水化合物、维生素、微量元素和矿物质，还富含多糖类，经常食用可有一定预防和抑制肿瘤作用。水果、蔬菜类的食用应根据情况而定，服用靶向药物期间适量地食用清淡爽口的蔬菜和水果可以增强食欲，补充机体所需的维生素。

GIST 病人的饮食应遵循以下基本原则：①细嚼慢咽，少量多餐，避免过饱或过饥。少量多餐不仅有利于消化吸收，还可以增加总热量摄入，预防体重减轻，也可以防止一次进食大量糖类出现倾倒综合征。②吃易消化、能量足够的食物，不应进食生、冷、过热或硬的食物，建议采用蒸、煮、烩、炖等烹调方法。③胃肠道手术后容易发生贫血、缺钙。为此，病人可适当吃些瘦肉、鱼、虾、动物血、动物肝脏、蛋黄、豆制品等富含蛋白质及铁的食物；适量增加富含维生素 D 的食物，如动物内脏、黄/红色蔬菜及水果等；增加含钙较多的食物如各种豆制品、乳制品及坚果等。

5. 胃肠间质瘤病人可以服用中药或保健品吗？

中药抗肿瘤治疗大都可软坚散结，扶正祛邪，进而提高机体的免疫力及抗肿瘤能力，一定程度上防止或降低肿瘤的复发转移。但目前中药用于复发转移/不可切除的晚期 GIST 治疗尚缺乏循证医学证据。而对于部分需行术后辅助治疗的病人，若发生如间质性肺炎、全身剥脱性皮炎等不良反应，可考虑合理采用一些中医药治疗。

不推荐 GIST 病人服用各类保健品。目前尚无研究证据表明任何保健品能确切有效治疗 GIST；一般保健品未经过严格的药理实验，过量或不当服用保健品可能会引起肝肾功能损伤等副作用。

6. 胃肠间质瘤会遗传吗？

绝大多数 GIST 为散发性，不会遗传。但也有部分特殊的 GIST，如 NF1 相关性 GIST 和 CSS 是具有遗传性的，这类 GIST 也被称为家族性 GIST。

NF1 是一种常染色体显性遗传病，约 50% 的病人有家族史，7% 的病人会合并 GIST。NF1 相关性 GIST 有其特殊的临床病理表现：①多发性，NF1 相关性 GIST 可在胃肠道相同或不同部位多发；②发病年龄较小，多在青少年时期发病；③最常见于小肠（90%）；④大多恶性程度较低。CSS 则是一类特殊类型的 SDH 缺陷型 GIST，属于常染色体显性遗传病。此类病人通常表现为胃部多发性 GIST，组织学类型主要为上皮细胞型。

前沿进展

Robert J. Ferguson 等在 *Cancer* 期刊上报道了对 GIST 病人癌症相关认知障碍(cancer-related cognitive impairment,CRCI)的研究成果,该研究利用在线调查对病人进行访视,以评估 GIST 病人中对生活质量有负面影响的自我报告认知障碍的发生率,并分析自我报告认知障碍的相关影响因素。研究共纳入 485 例参与者,其中 63.9% 的参与者称自己出现了认知障碍症状,其对生活质量有显著负面影响;在自我报告认知障碍的影响因素分析中,研究团队发现诊断 GIST 超过 5 年的病人认知功能显著差于诊断 GIST 5 年内的病人;而 TKI 治疗与自我报告认知障碍则无显著相关性。这提示大多数 GIST 病人报告认知症状对生活质量有负面影响,长期生存病人倾向于报告更多的认知障碍,鉴于 TKI 治疗能够显著提高 GIST 病人的总体生存率,在临床实践中注重改善 CRCI 可显著提高 GIST 病人长期生存功能和生活质量。

如前所述,该研究的内容似乎并非 GIST "主流研究"会关注的领域,但实际上对病人的人文关怀恰恰是当前国内医疗最为需要的研究方向。该研究为我们介绍了"癌症相关认知障碍"这一名词,提示单纯的生存延长并非转移性肿瘤病人唯一的治疗目标,临床医师可在未来的工作中关注认知障碍现象及其对病人的影响,并尝试做出改善。同时,临床医师也应警惕靶向药物引起的认知障碍。随着更多新型药物的出现,包括认知障碍在内的罕见不良反应需要引起医生的重视。在靶向治疗不断取得进步延长病人生存时间的同时,实现病人生活质量的同步改善。

(蒋 祈)

参考文献

[1] 中华医学会外科学分会胃肠外科学组,中国医师协会外科医师分会胃肠道间质瘤诊疗专业委员会,中国临床肿瘤学会胃肠间质瘤专家委员会,等.胃肠间质瘤全程化管理中国专家共识(2020版)[J].中国实用外科杂志,2020,40(10):1109-1119.

[2] 中国临床肿瘤学会胃肠间质瘤专家委员会,中国抗癌协会胃肠间质瘤专业委员会,中国医师协会外科医师分会胃肠道间质瘤诊疗专业委员会.胃肠间质瘤基因检测与临床应用的中国专家共识(2021版)[J].临床肿瘤学杂志,2021,26(10):920-927.

[3] 林益群,罗明艳,钟子劭.胃肠间质瘤的中医证型与免疫组化及生物学特性的研究[J].新中医,2016,48(6):199-201.

[4] 张鹏,陶凯雄,王国斌.开展胃肠间质瘤相关临床研究的启示[J].中国实用外科杂志,2022,42(4):394-397.

[5] FERGUSON R J,MANCULICH J,CHANG H,et al. Self-reported cognitive impairments and quality of life in patients with gastrointestinal stromal tumor:results of a multinational survey [J]. Cancer,2022,128(22):4017-4026.

附表 1　缩略语中英文对照表

英文缩写	英文全称	中文全称
α-SMA	α-smooth muscle actin	平滑肌肌动蛋白
AE	adverse event	不良事件
AFIP	Armed Forces Institute of Pathology	美军病理学研究所
AJCC	Joint American Committee on Cancer	美国癌症联合委员会
CNB	core needle biopsy	针穿活检
CRCI	cancer-related cognitive impairment	癌症相关认知障碍
CSCO	Chinese Society of Clinical Oncology	中国临床肿瘤学会
CSS	Carney-Stratakis syndrome	Carney-Stratakis 综合征
CT	computed tomography	计算机体层摄影
CTA	computed tomography angiography	CT 血管成像
CTCAE	Common Terminology Criteria for Adverse Events	常见不良事件评价标准
ctDNA	circulating tumor deoxyribonucleic acid	循环肿瘤 DNA
CTLA-4	cytotoxic T lymphocyte-associated antigen-4	细胞毒性 T 淋巴细胞相关抗原 4
DVT	deep vein thrombosis	深静脉血栓
ERAS	enhanced recovery after surgery	加速康复外科
EUS	endoscopic ultrasonography	超声内镜检查

续表

英文缩写	英文全称	中文全称
FAK	focal adhesion kinase	黏着斑激酶
FDA	Food and Drug Administration	美国食品药品监督管理局
FNA	fine-needle aspiration	细针穿刺术学检查
GIST	gastrointestinal stromal tumor	胃肠间质瘤
HPF	high power field	高倍镜视野
HSP90	heat shock protein 90	热激蛋白 90
MRI	magnetic resonance imaging	磁共振成像
NCCN	National Comprehensive Cancer Network	美国国立综合癌症网络
NF1	neurofibromatosis type Ⅰ	神经纤维瘤病Ⅰ型
NIH	National Institutes of Health	美国国立卫生研究院
NRS 2002	nutritional risk screening 2002	营养风险评分 2002
ORR	objective remission rate	客观缓解率
OS	overall survival	总生存期
PD-1	programmed death-1	程序性死亡受体 1
PD-L1	programmed death-ligand 1	程序性死亡受体配体 1
PE	pulmonary embolism	肺动脉栓塞
PET	positron emission tomography	正电子发射体层成像
PFS	progression free survival	无进展生存期
PR	partial response	部分缓解
SDH	succinate dehydrogenase	琥珀酸脱氢酶
TK2	thymidine kinase 2	胸苷激酶 2
TKI	tyrosine kinase inhibitor	酪氨酸激酶抑制剂
VTE	venous thromboembolism	静脉血栓栓塞

附表 2 原发 GIST 切除术后危险度分级(2008 版改良 NIH 标准)

危险度分级	肿瘤大小(cm)	核分裂象数(/50 个 HPF)	肿瘤原发部位
极低危	≤2.0	≤5	任何部位
低危	2.1~5.0	≤5	任何部位
中危	≤2.0	6~10	任何部位
	2.1~5.0	>5	胃
	5.1~10.0	≤5	胃
高危	2.1~5.0	>5	非胃原发
	5.1~10.0	≤5	非胃原发
	>5.0	>5	任何部位
	>10.0	任何数量	任何部位
	任何大小	>10	任何部位
	任何大小	任何数量	肿瘤破裂

注:HPF 为高倍镜视野;50 个 HPF 等于 $5mm^2$。

附表 3 美军病理学研究所(AFIP)分级标准

肿瘤参数			胃 GIST		小肠 GIST	
分组	大小(cm)	核分裂象(/50 个 HPF)	在随访期出现病情进展和恶性潜能的病人(%)	危险度分级	在随访期出现病情进展和恶性潜能的病人(%)	危险度分级
1	≤2	≤5	0	极低	0	极低
2	>2,≤5	≤5	1.9	低	4.3	低
3a	>5,≤10	≤5	3.6	低	24	中
3b	>10	≤5	12	中	52	高
4	≤2	>5	0	低	50	高
5	>2,≤5	>5	16	中	73	高
6a	>5,≤10	>5	55	高	85	高
6b	>10	>5	86	高	90	高

注:HPF 为高倍镜视野;50 个 HPF 等于 $5mm^2$。